Nahrungsergänzungsmittel:

Power Nährstoffe zum heilen, vorbeugen und für mehr Energie im Alltag.

Gil Juvens

Inhaltsverzeichnis

Einleitung

Eine einseitige Ernährung oder Stresssituationen können zu Mangelerscheinungen von lebenswichtigen Nährstoffen führen. Nahrungsergänzungsmittel sind deshalb ideal, um unseren Körper mit wichtigen Nährstoffen zu versorgen. Sie enthalten in der Regel nicht nur Vitamine, sondern auch Mineralstoffe, Spurenelemente und Antioxidantien. Dadurch kann unser Organismus also gezielt bestimmte oder benötigte Substanzen aufnehmen, die er normalerweise über die alltägliche Ernährung nicht in hohen Dosierungen erhält.

Nahrungsergänzungsmittel sind in Form von Kapseln, Pulver, Flüssigkeiten oder auch als Tabletten erhältlich. Sie können pflanzliche, sowie auch tierische Stoffe enthalten und sind frei verkäuflich. Nahrungsergänzungsmittel dürfen in Deutschland, zumindest offiziell, nicht die gleiche Wirkung wie die herkömmlichen Arzneimittel aufweisen. In vielen Fällen werden sie allerdings in der alternativen medizinischen Behandlung erfolgreich verwendet.

Im Prinzip zählen Nahrungsergänzungsmittel zu Lebensmitteln, weshalb sie auch nicht apothekenpflichtig sind. Sie müssen speziell gekennzeichnet sein und die tägliche empfohlene Verzehrmenge sollte nicht überschritten werden. Im Vergleich zu Lebensmitteln sind die Nahrungsergänzungsmittel auch mit spezifischen Hinweisen für die Aufbewahrung und für den Verzehr versehen. Welche Vitamine und Inhaltsstoffe diese Produkte enthalten dürfen, wird in der Regel durch die Nahrungsergänzungsmittelverordnung geregelt, wobei allerdings eher auf die ernährungsspezifische Wirkung geachtet wird.

Obwohl uns die Natur eigentlich alle wichtigen Nährstoffe liefert, ist es in vielen Fällen schon alleine aus zeitlichen Gründen überhaupt nicht möglich, auf alle notwendigen Vitalstoffe in der Ernährung zu achten. In diesem Fall kann es durchaus empfehlenswert sein, auf

Nahrungsergänzungsmittel auszuweichen, die eine vorbeugende Wirkung haben, körperliche Beschwerden lindern und uns auch mit ausreichend Energie für einen gestressten Arbeitstag versorgen. In den nachstehenden Kapiteln zeigen wir Ihnen deshalb die besten und wichtigsten Inhaltsstoffe von Nahrungsergänzungsmitteln für einen gesunden Körper.

1. Wann sind Nahrungsergänzungsmittel überhaupt sinnvoll?

Nahrungsergänzungsmittel können natürlich keine abwechslungsreiche und ausgewogene Ernährung ersetzen. Allerdings können sie Versorgungslücken und Nährstoffmangel ausgleichen und sehr viel für unsere Gesundheit beitragen. Laut der Deutschen Gesellschaft für Ernährung setzt sich eine gesunde Ernährung aus 5 Portionen Gemüse und Obst pro Tag zusammen, aus Milch und fettarmen Milchprodukten, Vollkornprodukten, Fisch und dafür wenig Fleisch und Wurst.

Es ist allerdings in der Praxis auch überhaupt nicht gut möglich, täglich bis zu 5 Portionen Obst und Gemüse zu essen, vor allem dann nicht, wenn man berufstätig ist und sich dann abends noch um den Haushalt und die Familie kümmern muss. Abgesehen davon sind viele Kinder und auch die Männer nicht gerade begeistert, wenn sie sogar mehrmals am Tag reichliche Gemüseportionen vorgesetzt bekommen.

Es gibt zahlreiche wichtige Gründe, warum unser Körper überhaupt auf einen höheren Bedarf von Nährstoffen angewiesen ist. Dazu zählen:

- Falsche Ernährungsweise
- Stress und intensive körperliche Aktivitäten
- Chronische Krankheiten
- Hoher Zigarettenkonsum
- Starker Alkoholkonsum
- Schwangerschaft und Stillzeit
- Körperliche Einschränkungen

- Mangelnde Einkaufsmöglichkeiten

<u>Falsche Ernährungsweise</u>

Eine falsche Ernährung ist bei den Deutschen an der Tagesordnung. Grund dafür ist das extreme Angebot in Hinsicht auf die Nahrungsmittel, die meistens viel zu fett, zu süß oder auch viel zu salzig sind. In vielen Fällen ist aber auch der Stress am Arbeitsplatz daran schuld, dass wir schnell ein Brötchen am Computer als Mittagessen verdrücken oder in der Kantine den Pommes den Vorzug geben. Laut zahlreichen Studien ist festgestellt, dass sehr vielen berufstätigen Menschen einfach die Zeit zum Einkaufen und für die Zubereitung von gesunden Speisen fehlt. Vor allem junge Leute und Geringverdiener ernähren sich vorwiegend mit Wurst, Fertiggerichten oder an Imbissständen.

Aber nicht nur am Arbeitsplatz, sondern auch in sehr vielen Haushalten wird mehrmals in der Woche auf Fertiggerichte wie Pizzas oder Instandsuppen ausgewichen. Laut den aktuellen Studien werden bei nur noch ca. 50 % der deutschen Haushalte selbst zubereitetes Essen vorgesetzt. Kein Wunder also, dass die Nahrungsmittelindustrie mit ständig neueren Fertigprodukten davon sehr gut profitieren kann. Für unsere Gesundheit allerdings ist dieses Ernährungsverhalten absolut schädlich. Die Folgeerscheinungen sind nicht nur Übergewicht und Fettleibigkeit, sondern auch zahlreiche Zivilisationskrankheiten wie Stoffwechselstörungen, einen hohen Cholesterinspiegel, sowie auch Herz- und Kreislaufprobleme. Im Prinzip befriedigen wir mit unserem aktuellen Essverhalten nur den Appetit und den notwendigen Energiebedarf, aber unser Organismus kann davon leider nicht sehr viel profitieren. Die Ernährung kann zwar durchaus auch etwas abwechslungsreich mit Burger, Pommes, Pizzas und Döner sein, aber in Hinsicht auf lebensnotwendige Vitamine und Nährstoffe sieht damit es eher negativ aus. Die falsche Ernährung mit vorwiegend denaturierten Lebensmitteln, Bewegungsmangel, Flüssigkeitsmangel und auch der häufige Griff zu Medikamenten, wirken sich im Laufe der Jahre extrem belastend auf unseren Stoffwechsel aus.

Stress und intensive körperliche Aktivitäten

Stress für unseren Organismus können geistige und psychische Belastungssituationen sein. Dazu zählen unter anderem auch Lärm, schwere körperliche Aktivitäten oder Angstzustände. Im Prinzip unterscheidet man dabei zwischen negativen und positiven Stress. Beim negativen Stress empfindet man vorwiegend Kummer, Sorgen und Bedrängnisse, man fühlt sich den Situationen einfach nicht mehr gewachsen, weshalb es im weiteren Verlauf auch zu Angstzuständen kommen kann. Beim positiven Stress, der auch Eustress genannt wird, fühlt man sich den jeweiligen Herausforderungen durchaus gewachsen. Die damit verbundenen Emotionen werden deshalb in positiver Weise empfunden und auch so verarbeitet. Ist unser Organismus Stresssituationen ausgesetzt, dann müssen in der Regel die notwendigen Körperfunktionen in Hinsicht auf eine schnelle Energiebereitstellung optimiert werden. Dadurch wird die Sauerstoffversorgung im Gehirn gewährleistet, die Durchblutung, sowie auch die Herztätigkeit. Allerdings kommt es bei diesem Vorgang dann auch zu Einschränkungen vom Immunsystem. Bei Stress oder auch bei intensiven körperlichen Aktivitäten wird unserem Organismus also sehr viel Energie zur Verfügung gestellt. Dadurch steigt auch im Blut die Adrenalinkonzentration, mit deren Hilfe unser Körper in der Lage ist, die Leistungen zu steigern. Nachteilig ist aber, wenn dieser Zustand langfristig anhält. Stress kann zu Verdauungs- und Darmbeschwerden führen, zu schmerzhaften Krämpfen, zu geistigen Einschränkungen, sowie auch zu einer gesteigerten Infektanfälligkeit. Nicht umsonst sind Leistungssportler unbedingt auf Nahrungsergänzungsmittel angewiesen. Es geht in diesem Fall nicht nur darum, ein intensives Workout mit Power so richtig gut auszuführen, sondern um eventuellen Mangelerscheinungen vorzubeugen.

Chronische Krankheiten

Chronische Krankheiten können die Aufnahme von lebenswichtigen Nährstoffen beeinträchtigen. Durch Magen- und Darmprobleme (als Beispiel) kann die Aufnahme von Eisen reduziert sein. Eisen ist für unseren Körper eines der wichtigsten Spurenelemente, da es für die Funktionen der Schilddrüsen eine bedeutende Rolle spielt, sowie auch für den Sauerstofftransport im Blut. Übrigens haben Frauen einen höheren Bedarf an Eisen als Männer, aufgrund ihrer Regelblutungen. Die Aufnahme von Nährstoffen wird im Darm bei Colitis ulcerosa oder auch bei Morbus Crohn behindert. Diabetes, sowie auch Funktionsstörungen der Leber und der Nieren können ebenfalls zu einem Mangel an Vitalstoffen führen. Ein Vitaminmangel ist auch unter dem Namen Hypovitaminose bekannt, dabei handelt es sich um Beschwerden oder Stoffwechselstörungen, die durch diesen Mangel entstehen. Beeinträchtigungen in geistiger und auch in körperlicher Hinsicht setzen einen höheren Bedarf von bestimmten Nährstoffen voraus. Um welche genau es sich dabei handelt, ist von den jeweiligen Problemen abhängig und kann in der Regel problemlos durch ein Blutbild vom Arzt festgestellt werden.

Hoher Zigarettenkonsum und starker Alkoholkonsum

Tabak und Alkohol nehmen in unserer Gesellschaft leider einen sehr hohen Stellenwert ein. Es muss hier sicherlich nicht speziell erwähnt werden, inwiefern Rauchen und Alkohol gesundheitsschädlich sind. Nicht umsonst sind alleine ein Deutschland rund 100.000 Sterbefälle auf diese Laster zurückzuführen. Rauchen beispielsweise kann zu Krebserkrankungen, Herzinfarkten, Arteriosklerose, COPD und zu Stoffwechselerkrankungen wie Diabetes führen. Alkohol schädigt unter anderen das Nervensystem und das Gehirn, den Magen und die Bauchspeicheldrüsen, sowie auch Herz- und Kreislauf. Bei Missbrauch von diesen Giftstoffen kommt es zu Stoffwechselbeeinträchtigungen, sowie zu wichtigen Veränderungen in Hinsicht auf den Vitalstoffhaushalt. Die Umwandlung der meisten Nährstoffe ist bei dem Konsum von Giftstoffen gestört. Auch wenn bei hohem Alkohol- oder Zigarettenkonsum die Nährstoffversorgung trotzdem noch gut beachtet wird, kann es zu Transportschwierigkeiten und zu Ausscheidungsproblemen im Organismus kommen. Durch den verstärkten Konsum von Alkohol wird die Versorgung mit wasserlöslichen Vitaminen nicht mehr gewährleistet, weshalb es in der Regel zu Verwirrungszuständen, Herzklopfen, Aggressivität, Streitsucht und zu Depressionen führen kann. Übrigens leiden die meisten Patienten mit chronischem Alkoholismus unter einem Mangel an Folsäure, weshalb sie auch einem größeren Risiko von Myokardinfarkten ausgesetzt sind.

<u>Schwangerschaft und Stillzeit</u>

In der Schwangerschaft muss die Versorgung des Babys unbedingt durch eine bedarfsgerechte Ernährung gewährleistet werden. Der Energiebedarf ist bei Schwangeren um ca. 250 Kalorien ab dem viertem Monat höher, da logischerweise durch das Wachstum der Plazenta und des Föten auch ein erhöhter Nährstoffbedarf vorhanden ist. In der Schwangerschaft benötigen Frauen in der Regel doppelt mehr Eisen pro Tag, sowie auch mehr Jod und Magnesium. Aber auch Folsäure, Niacin und Vitamin A, D, E, B und C spielen eine wichtige Rolle in der Schwangerschaft. Was die Hauptnährstoffe angeht, so sollte die Ernährung während der Schwangerschaft aus ca. 50 % Kohlehydrate, 30 % Eiweiß und zu 20 % aus Fett bestehen. Obwohl viele Frauen der Meinung sind, dass sie einen höheren Energiebedarf haben, sind die typischen Heißhungerattacken eher auf den Bedarf von Grundnährstoffen, Vitaminen, Spurenelementen und Mineralien zurückzuführen. Nahrungsergänzungsmittel während der Schwangerschaft sollten allerdings **NUR** auf ärztliche Verordnung eingenommen werden. Auch in der Stillzeit muss der Nährstoffbedarf und auch der Energiebedarf durch die richtige Ernährung abgedeckt werden. Im Durchschnitt liegt die tägliche Kalorienzufuhr bei Frauen bei 1800 Kalorien, beim Stillen wird dieser Wert um 500 Kalorien erhöht, wobei allerdings auf möglichst viele Nährstoffe geachtet werden sollte und auf leere Energieträger in Form von zuckerhaltigen Getränken und Esswaren verzichtet wird.

<u>Körperliche Einschränkungen und mangelnde Einkaufsmöglichkeiten</u>

Körperliche Einschränkungen und schlechte Einkaufsmöglichkeiten sind häufiger der Fall, als man glaubt. Vor allem Senioren sind von diesen Faktoren leider viel zu oft betroffen. Im zunehmenden Alter haben sie es schwer, ganz alleine ihre wöchentlichen Einkäufe zu erledigen, vom höheren Gewicht durch das schwere Obst und Gemüse einmal komplett abgesehen. Bei den meisten Menschen ab dem 60. Lebensjahr stellen sich Probleme beim Kauen ein. Es ist also durchaus verständlich, wenn sie auf knackiges Gemüse oder Obst verzichten und dafür lieber gekochte Speisen vorziehen. Ältere Menschen haben übrigens auch sehr häufig Schluckbeschwerden, da sie ständig über einen trockenen Mund leiden. Die meisten Senioren essen deshalb auch viel zu wenig. Desweiteren nimmt im Alter auch häufig das Hungergefühl ab, weshalb diese Notwendigkeit von ihnen auch einfach vergessen wird. Ältere Menschen leiden in der Regel auch unter schlechter Durchblutung und abnehmender Darmtätigkeit. Dadurch verringert sich auch die Aufnahme von den Nährstoffen, es kommt immer mehr zu Unverträglichkeiten, zu einem höheren Infektionsrisiko, Gewichtsverlust und auch zu schlecht heilenden Wunden. Aber auch die Medikamenteneinnahme führt zu Wechselwirkungen in Hinsicht auf die Nährstoffe. Die meisten Senioren leiden übrigens an einem Mangel an Vitamin B12, Vitamin D, Eisen, Magnesium, Calcium, Zink und an Folsäure.

2. Was sind Power Nährstoffe?

Damit unser Körper richtig funktioniert, ist er auf Kohlenhydrate, Eiweiß und Fett angewiesen. Aber außer diesen Hauptnahrungsbestandteilen benötigt der Organismus auch über 40 verschiedene Mikronährstoffe. Rund die Hälfte aller Krankheiten sind heutzutage auf ein falsches Ernährungsverhalten zurückzuführen. Schon alleine aus biologischen Ursachen hat sich im Laufe der Jahre unsere Ernährung immer weiter von seinem eigentlichen Zweck entfernt. Unser Essen ist täglich vorwiegend von Genuss und auch von einem deutlichen Überfluss von Zucker und Fett geprägt. Kein Wunder also, wenn die Nährstoffe dabei viel zu kurz kommen. Fehlt es unserem Organismus an Nährstoffen, dann sinkt nicht nur die Leistungsfähigkeit, sondern auch das Immunsystem. Häufige Krankheiten sind die Folge.

Vitamine, Mineralien und auch Enzyme sind für unser Körpergeschehen verantwortlich. In der Naturheilkunde kommen deshalb die Power Nährstoffe schon seit Urzeiten erfolgreich zum Einsatz, während die Schulmedizin in der Regel Beschwerden mit synthetischen Substanzen behandelt, die allerdings auch viele Nebenwirkungen mit sich bringen und nur an bestimmten Stellen Wirkung ausüben.

Power Nährstoffe können Krankheiten heilen, sie haben eine vorbeugende Wirkung und sorgen auch für ausreichend Energie, damit wir Stress und Probleme besser bewältigen können. Zu den besten Nährstoffen zählen Vitamine wie beispielsweise das Vitamin D, Magnesium, Selen, Omega-3-Fettsäuren, Alpha-Liponsäure, das Coenzym Q10, oligomere Proanthocyanidine (OPC), Dimethylsulfon (MSM), Dimethylsulfoxid (DMSO), sowie auch das 5-Hydroxytryptophan, bekannt auch als 5-HTP.

Welche Vorteile haben diese Power Nährstoffe in Nahrungsergänzungsmittel?

Vitalstoffe für unseren Körper haben zahlreiche Vorteile. Da sie in der Regel aus natürlichen Substanzen bestehen, haben sie eindeutig weniger schwerwiegende Nebenwirkungen als die herkömmlichen Medikamente und Arzneimittel der Schulmedizin. Medikamente lindern meistens nur die Schmerzen oder Beschwerden, die eigentliche Ursache wird allerdings nur in den wenigsten Fällen damit behandelt. Auch der Kostenfaktor spielt bei den Power Nährstoffen eine bedeutende Rolle, da Nahrungsergänzungsmittel preiswerter sind, als teure spezielle Medikamente, die erst einmal vom Arzt verschrieben werden müssen. Mit Nahrungsergänzungsmitteln ist eine Selbstmedikation möglich, wobei man bei Zweifeln trotzdem den zuständigen Hausarzt sicherheitshalber um Rat fragen kann. Die Vorteile von Power Nährstoffen werden leider noch viel zu wenig ausgenutzt, obwohl sie in der orthomolekularen Medizin gezielt für die Heilung eingesetzt werden.

Die Zusammensetzung der Nahrung hat sich durch die modernen Methoden schon lange verändert, weshalb in den Lebensmitteln leider nicht mehr die lebensnotwendigen Vitamine und Mineralien enthalten sind, sondern auch weitaus mehr Hormone, Antibiotika, Fett und andere chemische Substanzen in der Viehzucht, sowie im Ackerbau gespritzte und nicht ausreichend gereiftes Obst und Gemüse. Die Power Nährstoffe werden in der Regel in Kombinationen eingenommen, also nicht als einzelne Mikronährstoffe, da die kombinierten Substanzen zusammen auf die jeweiligen Bedürfnisse wirken. In Hinsicht auf die Ernährung unterscheiden sich die Expertenmeinungen, da auf der einen Seite das Angebot unserer Nahrungsmittel als ausreichend bezeichnet wird, aber es ist auch logisch, dass es aus falschen Ernährungsgewohnheiten immer mehr zu Mangelversorgen kommt. Fest steht auf jeden Fall, dass es so gut wie unmöglich ist, täglich fünfmal am Tag Obst und Gemüse zu essen, um gesund zu bleiben. Dies ist meistens schon aus zeitlichen Gründen absolut unmöglich, davon abgesehen, dass das Essen auch noch gut und gründlich gekaut werden muss.

Eine regelmäßige und gezielte Ernährung mit Power Nährstoffen steigert unser Wohlbefinden und versorgt unseren Organismus mit lebensnotwendigen Substanzen. Dadurch können Krankheiten vorgebeugt oder auch geheilt werden. Nicht umsonst wird bei sehr vielen Behandlungstherapien im Krankenhaus oder bei ambulanter Pflege großer Wert auf eine individuelle Diät gelegt. Im Prinzip lässt sich allerdings der Nährstoffbedarf nicht pauschalieren, da dieser von Mensch zu Mensch je nach seinen Lebensumständen verschieden ist.

Nährstoffe sind wichtig für:

- Verdauung
- Gallenblase und die Leber
- Nieren
- Entgiftung
- Herz-Kreislauf-System
- Nervensystem und Gehirn
- Muskeln und Gelenke
- Hormonhaushalt
- Augen
- Haut und Haare
- Mehr Leistungsfähigkeit
- Schmerzen
- Immunsystem

Die Verdauung und der Einfluss von Nährstoffen

Sehr viele Krankheiten sind auf eine gestörte Verdauung zurückzuführen. Für die Aufnahme von Nährstoffen ist der Darm zuständig. Im Dünn- und Dickdarm befinden sich die meisten Immunzellen, weshalb dort auch die meisten Abwehrfunktionen stattfinden. Ist die Darmfunktion gestört, dann sind wir nicht mehr ausreichend gegen Krankheiten geschützt. Bei der Verdauung geht es darum, die verzehrte Nahrung erst einmal aufzuspalten, damit die Inhaltsstoffe der Lebensmittel für unseren Körper von Nutzen sind. Als Energiequellen werden nur einzelne Bausteine verwendet. Deshalb wird Eiweiß zu Aminosäuren zerlegt, eingenommene Fette in Fettsäuren und Kohlenhydrate in Monosaccharide (Einfachzucker) gespalten. Vitamine, Spurenelemente und Mineralien werden von den Zellen der Darmwände aufgenommen und dann an die Lymphflüssigkeiten und das Blut weitergeleitet. Desweiteren wird bei der Verdauung das enthaltene Wasser im Speisebrei entzogen. Die in der Nahrung enthaltenen Krankheitserreger und Toxine werden im Verdauungstrakt unschädlich gemacht. Nahrungsergänzungsmittel für den Darm eignen sich für eine geregelte Verdauung, zum Stärken vom Immunsystem, sowie auch für unterschiedliche Stoffwechselprozesse.

Die Gallenblase und die Leber

Die Leber ist unser Entgiftungsorgan, da sie das Blut von Schadstoffen reinigt. Sie ist für die Regelung des Eiweiß-, Fett- und Zuckerstoffwechsels zuständig. Auch reguliert sie unseren Hormonhaushalt und die aufgenommenen Nährstoffe. Wichtige Vitamine und Spurenelemente werden in diesem zentralen Organ vom Stoffwechsel gespeichert. Auch ist die Leber für die Produktion der Gallensäure zuständig. Zucker, Fett und der Mangel an Bewegung, ist Gift für die Leber. Kein Wunder also, dass mittlerweile rund die Hälfte aller Menschen in Industrieländern an einer Fettleber leiden, die übrigens nicht mit dem Alkoholkonsum in Zusammenhang steht. Eine Fettleber lässt sich regenerieren, wenn man auf regelmäßige Bewegung achtet, keinen Alkohol konsumiert und die Ernährung auf fett- und zuckerarme Lebensmittel umstellt. Aber auch mit Nahrungsergänzungsmittel können die Leberfunktionen erfolgreich unterstützt werden, damit sie den Organismus von enthaltenen Giften besser entschlacken kann. Was die Gallenblase angeht, so enthält sie eine Flüssigkeit, die zusammen mit der Leber für eine optimale Fettverdauung sorgt, sowie für die Ausscheidung in Hinsicht der toxischen Stoffe. Sind die Funktionen von diesen Organen allerdings beeinträchtigt, dann kann dies zu einem Mangel an der Gallenflüssigkeit führen. Die Beeinträchtigung der Funktionen kann durchaus auf eine schlechte oder falsche Ernährungsweise zurückzuführen sein. Durch einen Mangel an Gallenflüssigkeit kann das enthaltene Cholesterin verklumpen, was Gallensteine zur Folgeerscheinung haben kann. Nahrungsergänzungsmittel können die Produktion der Gallenflüssigkeit anregen und deshalb vorbeugend gegen Gallensteine sein.

Der Einfluss von Nahrungsergänzungsmittel auf die Nieren

Die Nieren sind für die Regulierung vom Wasserhaushalt in unserem Körper zuständig, weshalb sie auch einen Einfluss auf den Blutdruck haben. Die Nieren als Entgiftungsorgan filtern den Urin aus dem Blut. Sind die Nierenfunktionen gestört, dann wird unser Organismus so richtig mit Abfallprodukten überflutet, die aus den Stoffwechselprozessen entstehen. Eine gute Durchblutung der Nieren ist deshalb unerlässlich, damit Abfallstoffe und Bakterien gut ausgeschieden werden können. Ist das nicht der Fall, dann kann es zu Kopf- und Rückenschmerzen kommen, zu Bluthochdruck, Ödemen, Gelenkschmerzen, Gicht und Rheuma, sowie auch zu Hautkrankheiten. Sammeln sich in den Nieren Mineralien an, dann ist von Nierensteinen die Rede. Kleine Steine können unbemerkt über den Urin ausgeschieden werden. Allerdings können die Nierensteine auch immer größer werden und auf dem Weg nach draußen im Harnleiter steckenbleiben. In diesem Fall handelt es sich um eine Nierenkolik, die furchtbare Schmerzen verursachen kann. Einer Nierenkolik kann man durch eine gesunde Ernährung mit Nahrungsergänzungsmitteln vorbeugen, da fest steht, dass die Ursache auf eine falsche Ernährung und eine ungesunde Lebensweise zurückzuführen ist.

Entgiften durch Nahrungsergänzungsmittel

Das Entgiften ist für unseren Organismus notwendig, um ihn vor Schadstoffen zu befreien. Egal wie gesund wir uns ernähren, unser Körper kann über Jahre hinweg unbemerkt auf dem Weg zur Vergiftung sein. Toxine werden in diesem Fall dann erst festgestellt, wenn der Organismus in Form von Krankheiten reagiert. Organe und Gewebe werden durch eine Überlastung mit Giftstoffen geschwächt. Im Prinzip kann man dies mit einem verstopften Benzinfilter beim Auto vergleichen. Das Immunsystem wird geschwächt, die Bauchspeicheldrüse arbeitet nicht mehr so wie sie soll und die Toxine können zu Arthritis in den Gelenken führen. Für die Entgiftung ist der Darm zuständig, der Blutkreislauf, Haut und Nieren, die Leber, das Lymphsystem, die Haut und natürlich auch die Lunge. Der Entgiftungsvorgang ist in der Regel auf eine tägliche Unterstützung angewiesen, um die toxischen Belastungen problemlos zu überwältigen. Multivitamin-Präparate stellen wichtige Nährstoffe zur Verfügung, um die Funktion der einzelnen Zellen der Entgiftungsorgane aufrecht zu erhalten und um diese zu entlasten. Auch organischer Schwefel-Methylsuflonylmethan, in der Kurzform nur MSM genannt, kann sich hervorragend und unterstützend auf die Entgiftungsorgane auswirken. Wir gehen später dann noch etwas genauer auf die ausgezeichnete Wirkung von MSM als Nahrungsergänzungsmittel ein.

Nahrungsergänzungsmittel für das Herz-Kreislauf-System

Unser Herz leistet rund um die Uhr absolute Höchstleistungen, da mit jedem Herzschlag das Blut in den Kreislauf gepumpt werden muss. Um die 5 Liter Blutvolumen wird innerhalb von wenigen Sekunden durch unseren Organismus durchflossen. Krankheiten vom Herz-Kreislauf-System zählen mit zu den häufigsten Beschwerden, weshalb bereits die Vorbeugung ein sehr wichtiges Thema ist. Um das gesamte System optimal zu unterstützen, sind wir auf eine ausgewogene Ernährung mit wichtigen Nährstoffen, sowie auch auf mehr Bewegung angewiesen. Aber nicht nur eine veränderte Lebensumstellung können die Gesundheit von Herz und Kreislauf verbessern, auch Vitamine und Mineralstoffe sind behilflich Krankheiten vorzubeugen und gesundheitliche Probleme zu verbessern. Zu den häufigsten Herzerkrankungen zählen Herzklappenfehler, Gefäßerkrankungen, sowie auch die koronaren Herzkrankheiten. Diese Störungen können sogar zum Tod führen, wenn die Anzeichen nicht frühzeitig beachtet werden. Oxidativer Stress wirkt sich bekannterweise nicht nur auf die Haut schlecht aus, sondern auch auf das Herz- und Kreislauf-System. Nahrungsergänzungsmittel bekämpfen die freien Radikale die im Stoffwechsel entstehen, Antioxidantien können deshalb auch gegen Herzkrankheiten empfehlenswert sein. Aber auch Vitamin D in höheren Dosierungen kann das Risiko von kardiovaskulären Krankheiten senken und vor Herzinfarkten und Arteriosklerose schützen.

Power Nährstoffe für das Nervensystem und Gehirn

Unser Nervensystem kann ebenfalls von Power Nährstoffen profitieren. Es ist für die Reizwahrnehmung und die Reaktionssteuerung von psychischen und physischen Reizen zuständig. Eine mangelnde Nährstoffversorgung, sowie auch Stress und Krankheiten können diese Funktionen negativ beeinträchtigen. Das Nervensystem ist unter anderem für die Steuerung der Atmung, Herz-Kreislauf-System, für die Körpertemperatur, sowie auch für die Hormonsteuerung verantwortlich. Die Schaltzentrale ist unser Gehirn, wo dann auch Gefühle und Sinneseindrücke ausgelöst oder gespeichert werden. Unser Gehirn hat einen hohen und regelmäßigen Bedarf an Nährstoffen, da es rund 25 % an Glukose und ca. 20 % Sauerstoff benötigt und auch nur geringe Mengen an Nährstoffen speichern kann. Power Nährstoffe stärken das Nervensystem und können die Funktionen auch wieder regenerieren. Patienten mit Parkinson oder mit Multipler Sklerose beispielsweise haben in der Regel ein großes Defizit an Nährstoffen, weshalb Antioxidantien und Vitamin D bei der Behandlung eine wichtige Rolle spielen. Übrigens kann auch Migräne und Depressionen auf einen Mangel an Nährstoffen zurückzuführen sein. Wer allerdings auf eine gute Versorgung von Coenzym Q10, Magnesium und Selen achtet, kann diesen Krankheiten durch Nahrungsergänzungsmittel vorbeugen oder vorhandene Beschwerden lindern. Die für das Gehirn und die Nerven wichtigsten Power Nährstoffe sind Vitamine C, D, E, Vitamine B, Omega-3-Fettsäuren, sowie auch Mineralstoffe und Spurenelemente wie Kalzium, Magnesium, Selen und Zink. Auf diese Nährstoffe gehen wir später dann noch detaillierter ein.

Einfluss von Nährstoffen auf die Muskeln und Gelenke

Selbstverständlich spielen die Nährstoffe auch für die Muskeln und Gelenke eine wichtige Rolle. Zusammen mit den Knochen ermöglichen sie unsere Mobilität. Damit wir auch im zunehmenden Alter noch Freude an den Bewegungen haben, müssen wir uns rechtzeitig um die notwendigen Nährstoffe kümmern, um Abnützungserscheinungen vorzubeugen. Zu den besten Nährstoffen für Muskeln, Gelenke, Knorpeln und Knochen zählen Vitamin D, Calcium, Magnesium, sowie auch MSM. Knorpel sind übrigens nicht direkt mit dem Blutkreislauf verknüpft. Sie werden über die Synovia versorgt. Dabei handelt es sich um die Gelenkflüssigkeit, die zwischen zwei Gelenken in einem kleinen Spalt vorhanden ist. Diese nährstoffreiche Flüssigkeit wird bei Entlastungen dann in die Knorpel aufgenommen. Für die Gesunderhaltung der Gelenke und Knorpel sind aber auch regelmäßige Belastungen notwendig, wobei es sich allerdings nicht um intensive Bewegungen handeln sollte, sondern eher um gelenkschonende Tätigkeiten mit fließenden und gleichmäßigen Bewegungen. Beschädigte Knorpel sind meistens der Anfang einer Arthrose, dies kann auf Überbelastungen, Unfälle oder auch auf Mangelerscheinungen zurückzuführen sein. Für eine optimale Erhaltung der Gelenke sind antioxidative Substanzen empfehlenswert, aber auch die Muskeln lassen sich durch Power Nährstoffe gezielt unterstützen.

Der Hormonhaushalt

Mit einer gesunden Ernährung kann ein gestörter Hormonhaushalt wieder ins Gleichgewicht gebracht werden. Hormone beeinflussen unser Schlafverhalten die Beschwerden der Wechseljahre, die Laune, den Stoffwechsel, das Gewicht, sowie auch unser Hungergefühl und den Energiebedarf. Ein nicht ausgeglichener Hormonhaushalt kann sich durch häufige Stimmungsschwankungen ausdrücken, Schlaf-störungen und Müdigkeit, starkes Schwitzen, Hitzewallungen, Libi-doverlust, Depressionen, sowie auch durch viel Bauchfett und eine unerklärliche Gewichtszunahme. Eine Unausgeglichenheit wirkt sich also auch generell schlecht auf unsere Gesundheit aus. Vor allem von den Stresshormonen sind wir häufig betroffen, da diese das Insulin, Sexualhormone und auch die Hormone der Schilddrüsen beeinflussen. Es ist wichtig, dass wir unsere Hormone wieder in das notwendige Gleichgewicht bringen, um Krankheiten zu vermeiden. Dies ist durch eine gesunde Ernährung oder natürlich auch durch geeignete Power Nahrungsergänzungsmittel problemlos möglich. Hormone werden von Drüsen produziert, sie sind Botenstoffe, die durch das Blut zu be-stimmten Körperstellen gelangen und dort ihre biologische Wirkung ausbreiten. Sobald das Gleichgewicht im Hormonhaushalt wieder her-gestellt ist, lassen in der Regel auch die Beschwerden nach. Empfeh-lenswerte Nahrungsergänzungsmittel sind beispielsweise Magnesium und Vitamin D, aber auch körperliche Aktivitäten sind für einen gere-gelten Hormonhaushalt empfehlenswert.

Nährstoffe für die Augen

Die Sehkraft lässt nicht nur im zunehmenden Alter nach, sondern auch nach Augenkrankheiten oder stundenlanger Arbeit vor dem Compu-ter. In unserer aktuellen Ernährung sind allerdings kaum mehr geeig-nete Nährstoffe für die Augen enthalten. Die Augen werden müde, beginnen häufig zu brennen und fühlen sich sehr trocken an. Wenn die Augen langsam immer schlechter werden dann stellen sich auch häufige Kopfschmerzen, Nackenschmerzen und auch Probleme mit dem Rücken ein. Die geistige Leistungsfähigkeit wird dadurch beeinträchtigt. Unsere Augen werden aber auch durch ständiges Fernsehschauen und durch den Umgang mit dem Smartphone total überlastet, weshalb sich auch der Oxidative Stress in unserem Sehorgan erhöht. Dies kann zu Durchblutungsstörungen der Augen führen, da die Nährstoffversorgung nicht mehr optimal gewährleistet ist und Schlacken dort verbleiben. Augenprobleme können durch geeignete Vitalstoffe gelindert und gestoppt werden, wenn auch auf regelmäßige Pausen bei der Arbeit geachtet wird. Geeignete Nahrungsergänzungsmittel für die Augen sind unter anderen Carotinoide oder Betacarotin, B-Vitamine, OPC und Phycocyanin, ein in Algen vorhandener Farbstoff. Aber auch Zink, Selen und Omega-3-Fettsäuren sind für bessere Augen empfehlenswerte Nahrungsergänzungsmittel. Antioxidantien können die Augen übrigens vor dem Austrocknen schützen, vor Bindehautentzündungen, sowie auch vor der Makuladegeneration.

Schönere Haut und Haare

Schönheit kommt von innen, denn die besten Schönheitsprodukte werden nicht viel nützen, wenn wir bei der Ernährung nicht auf eine ausreichende Versorgung mit wichtigen Nährstoffen achten. Die Haut ist nicht nur unser größtes Organ, sondern sie schützt uns auch vor den negativen Einflüssen der Umwelt. Sie ist eng mit den Nägeln und den Haaren verbunden, da sich beide aus Hornsubstanzen zusammensetzen. Sie spiegeln im Prinzip unseren Gesundheitszustand wider, da sich Probleme durch eine fahle und blasse Haut ausdrücken, durch brüchige Fingernägel, sowie durch sprödes und glanzloses Haar. Haarausfall kann übrigens eine unerwünschte Nebenerscheinung von einer langfristigen Medikamenteneinnahme sein, ein Mangel an Vitalstoffen, Darmprobleme oder auch von einem gestörten Hormonsystem. Im Prinzip lassen sich Haut und Haare durch Nahrungsergänzungsmittel wieder regenerieren. Antioxidantien, Zink, Hyaluronsäure und natürlich auch Vitamine tragen deutlich zu einer schöneren Haut und glänzenden Haaren mit bei. Auch der Altersprozess in Hinsicht auf Gesichtslinien kann durch Power Nährstoffe in der Nahrung oder über

Nahrungsergänzungsmittel sehr gut vermindert werden. Für eine gesunde und strahlende Haut sind Vitalstoffe wichtig, die oxidativen Stress neutralisieren können. Freie Radikale sind mit der wichtigste Grund für das Altern der Zellen und der Haut.

Mehr Leistungsfähigkeit durch Power Nährstoffe

Power Nährstoffe sorgen eindeutig für mehr Energie und deshalb auch für mehr Leistungsfähigkeit. Dies ist nicht nur für Sportler ein wichtiger Faktor, sondern auch für unser Allgemeinbefinden, um gute Leistungen in der Schule oder am Arbeitsplatz zu gewährleisten. Besonders in Stresssituationen kommt es zu Energielosigkeit und Abgeschlagenheit, die unser Immunsystem deutlich beeinträchtigen. Obwohl Glukose die Konzentration und Leistungsfähigkeit steigern kann, verwechseln viele Menschen diese Substanz mit Einfachzucker, wie z.B. Süßigkeiten. Allerdings werden diese Nahrungsmittel von unserem Organismus viel zu schnell verwertet, weshalb wir uns schon kurz nach dem Verzehr von etwas Süßem gleich wieder schlapp und müde fühlen. Zucker oder zuckerhaltige Nahrung lässt den Blutzuckerspiegel zwar sehr schnell ansteigen, aber dafür auch genauso schnell wieder absteigen. Fruchtzucker im Vergleich zum Einfachzucker, lässt den Blutzuckerspiegel nur langsam steigen. Eine falsche oder schlechte Ernährung ist daran schuld, wenn unsere Leistungen sinken. Risikofaktoren sind ein Mangel an Antioxidantien, Folsäure, Flüssigkeit und auch an Vitamin B. Aber auch ein Zuviel von Transfettsäuren und gesättigten Fettsäuren kann unsere Gehirnzellen negativ beeinträchtigen. Richtig gutes Brainfood besteht aus Aminosäuren, essentiellen Fettsäuren, komplexe Kohlenhydrate, Vitamine und natürlich auch aus Mineralstoffen. Es gibt ausgezeichnete Nahrungsergänzungsmittel die sich hervorragend als Power Food für eine bessere Energieversorgung und für eine bessere Leistung eignen.

Schmerzen

Schmerzen sind typische Warnsignale, die auf keinen Fall außer Acht gelassen werden dürfen. Bei diesen Symptomen greift man in der Regel gleich zu schmerzlindernden Medikamenten, die allerdings die Ursache nicht beheben, sondern nur den unangenehmen Effekt zeitweise lindern. Chronische Schmerzen allerdings sind weit mehr als nur ein Hinweis oder ein Warnsignal, da es sich hierbei mittlerweile um ein eigenständiges Krankheitsbild handelt. Chronische Schmerzen wie Arthritis, Fibromyalgie oder Rückenprobleme können durch Vitamin D gelindert werden. Vitamin D eignet sich übrigens auch hervorragend bei Schlafproblemen, weshalb es auch in diesem Fall schon lange bei der Schlaftherapie zum Einsatz kommt. Patienten die unter chronischen Schmerzen leiden, haben in der Regel einen hohen Vitamin D Mangel. Was es genau mit diesem Vitamin genau auf sich hat, erklären wir Ihnen dann genauer auf den nächsten Seiten. Ansonsten wird durch diesen Power Nährstoff das Immunsystem sehr gut gestärkt, die Stimmung verbessert, für starke Zähne und Knochen gesorgt, sowie auch das Entzündungsrisiko gehemmt. Aber auch chronische Krankheiten können durch die Einnahme von Vitamin D gelindert oder komplett geheilt werden. Obwohl die Fibromyalgie laut der Schulmedizin noch als unheilbar gilt, leiden übrigens die meisten Patienten mit diesem Krankheitsbild an einem deutlichen Mangel von Vitamin D. Eine gezielte Einnahme von Vitamin D als Nahrungsergänzungsmittel kann also durchaus bei den meisten Patienten zu einer merklichen Besserung der Schmerzen beitragen. Im deutschsprachigen Raum ist Vitamin-D Mangel übrigens weit verbreitet.

Nährstoffe für das Immunsystem

Selbstverständlich kommt auch das Immunsystem durch die Nährstoffe nicht zu kurz. Im Prinzip kann man das Immunsystem mit einem hochsensiblen Netzwerk vergleichen. Hierzu zählen beispielsweise die Mandeln, die Milz, bestimmte Blutzellen, die Lymphknoten, sowie auch das Knochenmark. In ihrem Aufgabengebiet sind diese Organe eng miteinander verknüpft, weshalb sie sich auch gegenseitig eine gute Unterstützung liefern. Dringen Bakterien in unseren Organismus ein, dann kommen die enthaltenen Abwehrzellen zum Einsatz, um die fremde Zelle zu zerstören. Unser Immunsystem ist deshalb konstant hohen Belastungen ausgesetzt, weshalb es auf eine optimale Versorgung mit Vitaminen und Spurenelementen durch die Nahrung oder durch Nahrungsergänzungsmittel angewiesen ist. Um das Immunsystem zu stärken, müssen in ausreichenden Mengen alle notwendigen Substanzen aufgenommen werden. Aufgrund von Krankheiten oder auch durch langfristigen Stress kann sich der Bedarf deutlich erhöhen. Patienten die an chronischen Krankheiten leiden haben deshalb auch einen weitaus höheren Bedarf an Mikronährstoffen, der sich nur in seltenen Fällen durch eine gesunde Ernährung abdecken lässt. Die wichtigsten Nährstoffe für das Immunsystem sind Vitamin A, Vitamine B, Vitamin C und D, Folsäure, Kupfer, Selen und auch Zink.

Sicherlich sind Sie bereits jetzt schon sehr überrascht, welchen Einfluss die Nährstoffe auf unsere gesamte Gesundheit haben. Denn wer hätte gedacht, dass die furchtbaren Schmerzen einer Fibromyalgie durch Vitamin D gelindert werden können oder dass sich durch Nährstoffe auch unsere Hormone beeinflussen lassen?

3. Vitamin D – das Sonnenvitamin

Vitamin D ist für unsere Gesundheit lebensnotwendig, da es in unseren Körperzellen an unzähligen Regulierungsvorgängen beteiligt ist. Vitamin D gehört den fettlöslichen Vitaminen an. Der wichtigste Vertreter dieser Gruppe ist das Vitamin D3, was von unserem Körper in jeder Zelle durch die Sonneneinstrahlung selbst hergestellt werden kann. Angeblich verfügt jede Körperzelle über diese Fähigkeit. Es handelt sich dabei also um ein natürliches Vitamin mit einer absoluten Sonderstellung. Menschen, die sich regelmäßig draußen aufhalten, sind nur selten von einem Vitamin D Mangel betroffen. Für die Bildung von diesem Vitamin ist es übrigens auch nicht notwendig, sich langen Sonnenbädern auszusetzen, es ist ausreichend, wenn man das Gesicht, Arme und Beine mehrere Minuten lang von der Sonne bestrahlen lässt. Nur etwa 15 Prozent vom Bedarf an Vitamin D wird über die Ernährung eingenommen. Sehr viel Vitamin D ist in fettreichen Fischsorten enthalten, wie beispielsweise in Heringen oder im Lachs. In geringen Mengen ist Vitamin D aber auch im Eigelb vorhanden, in Innereien wie die Leber, sowie auch in Butter, Käse, Pilzen und Avocados. Ansonsten ist Lebertran der beste Lieferant von Vitamin D, wobei Lebertran allerdings eher als Nahrungsergänzungsmittel oder als Vitamin-D Präparat klassifiziert wird und in dieser Form kaum noch angewendet wird.

Im Sommer ist der Bedarf an Vitamin D im Prinzip gut abgedeckt, im Winter allerdings leiden weit mehr als die Hälfte der deutschen Bevölkerung an einer deutlichen Unterversorgung. Vitamin D ist auch als Sonnenvitamin oder als Sonnenhormon bekannt, da es im Organismus eine hormonähnliche Form annimmt und für die Steuerung von zahlreichen Prozessen verantwortlich ist.

Mögliche Symptome für einen Mangel an Vitamin D

- Kopfschmerzen

- Müdigkeit

- Konzentrationsschwierigkeiten

- Kreislaufprobleme

- Schwindelgefühle

- Gelenkschmerzen

- Zittern und Muskelschwäche

- Beeinträchtigtes Immunsystem

- Depressionen

Das Sonnenhormon ist auch für die Steuerung der Kalzium- und Phosporaufnahme in unserem Körper verantwortlich. Ein langfristiger Mangel kann sich deshalb auch auf die Gesundheit der Knochen auswirken, da diese langanhaltend demineralisiert werden können. Ein Mangel an Vitamin D kann bei Erwachsenen zu Osteoporose führen und bei Kindern zu Rachitis. Ansonsten sind mögliche Folgeerscheinungen von einem Mangel auch Bluthochdruck, Herz- und Kreislaufprobleme, Asthma und andere Atemwegserkrankungen, Rheuma, Arteriosklerose, Multiple Sklerose, Diabetes mellitus, sowie auch Demenz und Krebs. Es ist unglaublich, welche gesundheitlichen Schäden nur alleine durch einen Mangel an Vitamin D auftreten können.

Wie hoch ist der tägliche Bedarf an Vitamin D?

Der genaue Bedarf ist von mehreren Faktoren abhängig, wie vom Gewicht, der Größe, vom Sonnenkontakt und auch vom Stoffwechsel. Man geht davon aus, dass der durchschnittliche Bedarf allerdings im Sommer bei rund 2000 IE liegt und im Winter zwischen 3000 bis zu 5000 IE. Eine erwachsene Person mit ca. 80 kg Körpergewicht, sollte täglich ca. 4600 IE Vitamin D zu sich nehmen, wenn keine Vitamin-D Bildung durch die Sonnenbestrahlung möglich ist. Obwohl die meisten Ärzte der Meinung sind, dass Vitamin D durchaus auch durch die Nahrung aufgenommen werden kann, ist diese Aussage sehr zweifelhaft. Sie selbst haben bestimmt auch keinen großen Appetit darauf, jeden Tag täglich fetten Fisch zu essen, oder? Obwohl die Lebensmittelindustrie immer mehr Produkte mit Vitamin D anreichert, wird wohl kaum jemand über 20 Liter Milch pro Tag trinken oder rund 10 Avocados täglich verspeisen. Es ist also wirklich so gut wie unmöglich, vor allem im Winter den Bedarf an Vitamin D optimal zu decken.

Vitamin D als Nahrungsergänzungsmittel ist deshalb unbedingt empfehlenswert, noch dazu, da im fortgeschrittenem Alter der Mangel auch noch weiter zunimmt und die körpereigene Bildung mit den Jahren abnimmt. Eine Überdosierung mit Vitamin D durch natürliche Vitamin-D-Quellen oder durch die Sonnenbestrahlung ist nicht möglich. Sie kann nur über eine exzessive Einnahme von speziellen Präparaten erfolgen, weshalb man sich unbedingt an die empfohlene Dosis von Vitamin D halten sollte. In der Regel sind 100 Mikrogramm täglich ausreichend.

Vitamin D kann von unserem Körper übrigens auch gespeichert werden. Dies funktioniert aber nur, wenn man sich regelmäßig ohne Sonnenschutz rund 30 Minuten täglich in der Sonne aufhält. Da es sich bei Vitamin D um ein fettlösliches Vitamin handelt, wird es in unserem Körperfett gespeichert. Allerdings wird es bei vorhandenem Übergewicht leider nicht mehr an das Blut weitergegeben. Dies ist auch der Grund, warum Übergewichtige häufiger von einem Mangel an Vitamin D betroffen sind als schlanke Menschen. Eine Gewichtsabnahme trägt leider auch nicht immer zu den gewünschten Resultaten bei, da dadurch der sowieso schon niedrige Vitaminspiegel noch weiter sinkt und der Effekt dann noch gravierender sein kann.

Auffallend ist übrigens auch, dass die gesundheitlichen Vorteile der Sonne so gut wie nie erwähnt werden, sondern ganz das Gegenteil.

Mittlerweile haben sehr viele Menschen schon richtig Panik, wenn sie im Urlaub am Strand nicht schnell genug ihre Sonnencreme auftragen, da sie sich vor Hautkrebs fürchten. Allerdings ist für die Entstehung von diesem Krebs mehr als nur ein längerer Aufenthalt in der Sonne notwendig, da auch ein schwaches Immunsystem, ein Mangel an Vitalstoffen und Mineralien, sowie auch eine gestörte Darmflora, sehr wichtige Faktoren sind. Erstaunlicherweise sorgt man sich heutzutage viel mehr um einen hochwertigen Sonnenschutz, als um einen Mangel an lebensnotwendigen Nährstoffen, der für die Gesundheit viel gravierender sein kann, als nur die Sonnenstrahlen auf der Haut.

4. Magnesium – ein lebenswichtiger Mineralstoff

Magnesium ist für die Menschen ein lebenswichtiger Mineralstoff, der für zahlreiche physiologische Vorgänge benötigt wird. Dieses Mineral kann von unserem Organismus nicht selbst hergestellt werden, weshalb die Einnahme über die Nahrung notwendig ist. Magnesium ist zusammen mit Kalium das bedeutendste Kation, also positiv geladenes Teilchen, welches zahlreiche Enzyme beeinflusst. Man geht davon aus, dass sich in unserem Körper rund 35 mg Magnesium befinden, der größte Teil ist in unseren Körperzellen und Knochen vorhanden. Im Blut sind ca. 1 % der gespeicherten Vorräte aktiv, allerdings scheiden wir etwa 350 mg davon durch den Urin und den Schweiß wieder aus. Führen wir unserem Körper kein Magnesium durch die Nahrung zu, dann holt sich der Organismus seinen täglichen Bedarf aus unseren Zellen und Knochen.

Dieser Mineralstoff ist für uns absolut unentbehrlich, da er lebenswichtige Aufgaben übernimmt. Dazu zählen beispielsweise die Regulierung vom Elektrolytgleichgewicht in unserem Organismus, der Energiestoffwechsel, die Muskel- und Nervenfunktionen, die Verarbeitung von Stress, sowie auch der Erhalt von gesunden Knochen. Damit alle Vorgänge reibungslos funktionieren, benötigt unser Organismus mindestens 300 g Magnesium über die Nahrung oder natürlich auch über Nahrungsergänzungsmittel, da er dieses Mineral nicht herstellen kann. Ein Magnesiummangel lässt sich im Anfangsstadium schlecht feststellen, da auch die Blutwerte in der Regel keine genauen Ergebnisse anzeigen. Erst wenn die gespeicherten Vorräte von Magnesium im Körper verbraucht sind, lässt sich der Mangel über niedrige Normalwerte im Blutbild feststellen.

Mögliche Symptome für einen Mangel an Magnesium

- Kopfschmerzen

- Innere Unruhe

- Erhöhte Reizbarkeit

- Konzentrationsschwäche

- Benommenheit

- Erschöpfung

- Nervosität

- Müdigkeit

- Verspannung vom Nacken und der Schultermuskulatur

- Kribbeln und Taubheitsgefühl

- Geräuschempfindlichkeit

- Ohrensausen

- Muskelkrämpfe und häufige Wadenkrämpfe

- Lidflattern

- Magen- und Darmprobleme

- Schlaflosigkeit oder auch ein erhöhtes Schlafbedürfnis

Am meisten sind Jugendliche, ältere Menschen, sowie auch Diabetiker von einem Mangel an Magnesium betroffen. Aber auch Leistungssportler und Schwangere haben einen höheren Bedarf. Im Prinzip kann der Magnesiumbedarf durch die Ernährung gedeckt werden, allerdings sind unsere modernen Ernährungsgewohnheiten mit vielen Fertigprodukten und stark verarbeiteten Lebensmitteln daran Schuld, dass mittlerweile immer mehr Menschen unter einem Mangel von diesem essentiellen Nährstoff leiden. Magnesium ist in Vollkornprodukten enthalten, in Nüssen und Kernen, in Hülsenfrüchten und grünen Gemüsesorten, in Milch, Milchprodukten, in Eiern und Fisch, sowie auch in sehr vielen Obstsorten. In Hinsicht auf Fleisch sind Geflügel, Kalbfleisch und auch Schweinefleisch sehr gute Magnesiumquellen.

Ein Magnesiummangel kann zu ernsthaften Krankheiten führen. Lidflattern und nächtliche Muskelkrämpfe sind besonders typische Hinweise. Eine zu niedrige Konzentration von Magnesium im Blut erhöht das Risiko von Entzündungen, Herz- und Kreislauferkrankungen, sowie auch zu Osteoporose. Bei Schwangeren kann es zu frühzeitigen Wehen kommen. Magnesium beeinflusst die Energiegewinnung, die Regenerierung der Zellen, sowie auch die Nutzung vom Sauerstoff. Ist der Bedarf von diesem Mineral gut abgedeckt, dann ist auch ein stabilisiertes Verhältnis zwischen Muskelanspannung und der notwendigen Entspannung der Muskulatur vorhanden. Dies ist auch einer der wichtigsten Gründe, warum sehr viele Leistungssportler Magnesium als Nahrungsergänzungsmittel benötigen. Magnesium hilft übrigens auch einen Calciumüberschuss zu reduzieren.

Wie hoch ist der tägliche Bedarf an Magnesium?

Der genaue Bedarf ist vom Alter, Geschlecht, Gesundheitszustand und natürlich auch von den jeweiligen Aktivitäten abhängig. Die Deutsche Gesellschaft für Ernährung empfiehlt eine durchschnittliche Dosierung zwischen 300 und 400 mg. Jungen und Männer haben einen höheren Bedarf als Frauen, weshalb die empfohlene Dosis 50 bis 100 mg höher ist. Der Magnesiummangel wird durch Stress, Alkoholmissbrauch, Diäten, Magen- und Darmprobleme, sowie auch durch Krankheiten begünstigt. Aber auch Anti-Baby Pillen, Abführmittel und Entwässerungsmittel, Antibiotika und Immunsuppressiva können eine Unterversorgung von Magnesium veranlassen.

Beim Kauf von Magnesiumpräparaten sollte man allerdings darauf achten, ob die angebotenen Produkte auch wirklich zu den persönlichen Beschwerden passen, da dieser essentielle Mineralstoff in unterschiedlichen Verbindungen mit anderen Substanzen auf dem Markt erhältlich ist, dazu zählen beispielsweise Magnesiumoxid, Magnesiumsulfat, Magnesiumcarbonat und auch Magnesiumcitrat. Das bedeutet, dass Sie außer Magnesium dann auch noch einen anderen zusätzlichen Stoff einnehmen werden, der gegebenenfalls eine ganz andere Wirkung hat. Es ist deshalb ratsam, sich die Inhaltsstoffe von Nahrungsergänzungsmitteln mit Magnesium etwas genauer anzusehen.

Nahrungsergängzungsmittel wie **Magnesiumcitrat** als Beispiel ist ideal, um die Verdauung zu fördern und um Nierensteine aufzulösen oder diesem Problem vorzubeugen.

Magnesiumcarbonat eignet sich hingegen hervorragend bei Beschwerden wie Sodbrennen, sowie auch als Abführmittel in einer höheren Dosierung.

Magnesiumsulfat ist als Nahrungsergänzungsmittel bei einem Magnesiummangel nicht geeignet, da es sich dabei um Bittersalz handelt, was ein starkes Abführmittel ist und die vorhandenen Beschwerden gegebenenfalls noch verschlimmern kann.

Magnesiumglycinat oder Magnesiumchelat zählt mit zu den besten Optionen als Nahrungsergänzungsmittel, um den Magnesiummangel auszugleichen. Auch ist dieses Präparat für einen besseren Schlaf empfehlenswert.

Magnesiumoxid wird vorwiegend als Säureneutralisierer verwendet oder auch als gutes Abführmittel. Dieses Präparat zählt mit zu den gängigsten Formen von Magnesium als Nahrungsergänzungsmittel.

Magnesiumorotat wird schon seit fast 50 Jahren in anderen Ländern als Herz-Kreislaufmittel verschrieben. Orotat ist bekannt dafür, dass es im Herzen die Energieproduktion unterstützt.

Eine schmerzlindernde Wirkung hat **Magnesium-Malat**, eine Verbindung mit dem Salz der Apfelsäure. Dieses Nahrungsergänzungsmittel eignet sich auch bei Fibromyalgie, da es die Schmerzen lindert, sowie auch der typischen Müdigkeit bei dieser Krankheit entgegenwirkt.

5. Das Spurenelement Selen

Selen ist für unseren Organismus lebensnotwendig. Bei diesem Spurenelement handelt es sich um einen Bestandteil der Enzyme, die für unser Immunsystem wichtig sind. Selen muss täglich über die Nahrung oder Nahrungsergänzungsmittel zugeführt werden, da unser Stoffwechsel dieses essentielle Spurenelement nicht von selbst herstellen kann. Die Enzyme oder Selenoproteine könnten ohne diesem Spurenelement ihre Körperfunktionen nicht ausführen. Es wird für die Schilddrüsenfunktionen benötigt, als Zellenschutz um oxidative Schäden zu vermeiden, zur Fortpflanzung und Spermienbildung, sowie auch für gesunde Haut, Nägel und Haare.

In größeren Mengen kommt Selen vorwiegend in tierischen Lebensmitteln wie Fisch oder in Innereien vor, weshalb eine rein vegane Ernährung zu einem Mangel führen kann. Aber auch ansonsten ist der Mangel an Selen oft die Ursache für typische Krankheiten. Der im Erdreich vorhandene Wirkstoff kann im Prinzip nur von Pflanzen aufgenommen werden, allerdings ist der Selenmangel im Boden drastisch am Abnehmen. Grund dafür sind starke Regenfälle, saurer Regen, sowie auch die häufige Anwendung von sulfathaltigen Düngemitteln. Auch wird die Erde zunehmend von Industriezentren durch Schwermetalle verseucht.

Selen ist in unserem Körper hauptsächlich in der Skelettmuskulatur depositiert, aber auch in den roten Blutkörperchen, im Gehirn, Herz, Niere, Leber, Hoden, Milz und in den Augen ist Selen in größeren Mengen enthalten. Kommt es zu einem Mangel, dann ist eine Umverteilung der vorhandenen Speicher notwendig, damit unser Organismus gut funktionieren kann. Es werden vorwiegend diejenigen Organe und Gewebe versorgt, die am dringendsten auf eine ausreichende Selenversorgung angewiesen sind, wobei die anderen Organe dann natürlich auch dementsprechend vernachlässigt werden, wenn kein Selen zugeführt wird.

Selen ist ein besonders guter Zellenschutz, nicht umsonst zählt dieses essenzielle Spurenelement mit zu den bedeutendsten Antioxidantien. Greifen freie Radikale beispielsweise unsere Zellwände an, dann gelangt der oxidative Stress in unser Zellinneres und zerstört es komplett. Dieser Vorgang kann der Anfang von sehr vielen Krankheiten sein. Bei Alzheimer greifen freie Radikale die Gehirnzellen an, erfolgt ein Angriff auf die Nervenzellen, dann kann dies Multiple Sklerose auslösen, Krebs, Parkinson, sowie auch Herz- und Kreislauferkrankungen. Aber auch chronische Entzündungen sind auf zerstörte Körperzellen zurückzuführen, die sich unter anderen durch eine Schilddrüsenentzündung, Arthritis oder Colitis manifestieren können. Selen ist wie Jod auch, sehr wichtig für unsere Schilddrüse.

Besondere Lebensumstände wie langfristiger Stress oder andere Belastungen können den täglichen Bedarf an Selen erhöhen. Auch Veganer oder Personen die einseitige Essgewohnheiten oder chronische Verdauungsprobleme haben, sind in der Regel auf einen höheren Bedarf an diesem Spurenelement angewiesn. In diesem Fall ist es ratsam, auf Nahrungsergänzungsmittel auszuweichen.

Mögliche Symptome für einen Mangel an Selen

- Haarausfall

- Brüchige Nägel

- Konzentrationsmangel

- Leistungsabfall

- Anfälligkeit für Infektionen

- Schwaches Immunsystem

- Kopfschmerzen

- Stoffwechselstörungen

- Bluthochdruck

- Selbstzweifel

- Ängstlichkeit

- Depressionen

Menschen die einen Mangel an Selen aufweisen, leiden in vielen Fällen an Angst oder unter Depressionen. Sie haben große Schwierigkeiten sich zu konzentrieren und werden deshalb auch viel schneller müde. Es ist einleuchtend, dass unter diesen Symptomen auch die Lebensqualität eingeschränkt ist. Eine gezielte Einnahme von diesem wichtigen Spurenelement kann auch hierzu Abhilfe schaffen, da das allgemeine Wohlbefinden durch die Einnahme von Selen eindeutig gesteigert werden kann. Grund dafür sind die antioxidativen Wirkstoffe, sowie auch das sogenannte Glückshormon Serotin, was sich bei einer Verbesserung im zentralen Nervensystem dann durch eine gute Stimmung bemerkbar macht.

Der Selenspiegel wird durch die Blutanalyse bestimmt, die in einem Speziallabor untersucht werden. In der Regel sind rund 80 Mikrogramm Selen in einem Liter Blut enthalten. Erstrebenswerte Normwerte liegen allerdings zwischen 120 und 150 Mikrogramm (mcg/l). Besteht ein Verdacht auf einen Mangel an Selen, dann können Sie den Bedarf in der Regel durch Fleisch, Eigelb, Vollkorngetreide, Hirse, Nüsse, Sesam, Samen, Hülsenfrüchte und Kokosflocken decken oder bei Mangelerscheinungen auf Nahrungsergänzungsmittel mit Selen ausweichen. Allerdings sollte man unbedingt darauf achten, dass die regelmäßige Einnahme von Selen nicht mehr als etwa 300 Mikrogramm täglich nicht überschreitet, da dieses Spurenelement in hoher Dosis auch eine toxische Wirkung aufweisen kann! Es ist deshalb unbedingt notwendig, beim Kauf von Nahrungsergänzungsmitteln mit Selen auf die empfohlene Dosierung zu achten. Handelsübliche Präparate bestehen in der Regel aus Selenhefe, Natriumselenit oder

Selenmethionin.

Bei der **Selenhefe** handelt es sich um ein organisches Präparat mit einer guten Bioverfügbarkeit. Die Selenhefe entsteht, indem Hefe mit einer selenhaltigen Nährflüssigkeit fermentiert wird. Aus dieser organischen Verbindung entsteht Selen-Methylselenocystein und Selenomethionin.

Natriumselenit hingegen sollte NICHT mit Gemüse oder mit Obstsäften zusammen eingenommen werden, da sich dieses Selenpräparat NICHT mit Vitamin C kombinieren lässt. Die Moleküle von Selen und Vitamin C werden bei einer Kombination wirkungslos, weshalb man bei diesem Nahrungsergänzungsmittel etwas mehr aufpassen sollte.

6. OPC (oligomere Proanthocyanidine) und MSM (organischer Schwefel- Methylsulfonylmethan)

OPC gilt seit einiger Zeit als das beste Wundermittel für so gut wie Alles, aber was hat es damit wirklich auf sich? Entdeckt wurde es 1947 durch einen französischen Pharmakologen, der die rote Haut der Erdnuss auf giftige Substanzen untersuchen musste. Der Franzose konnte aber nicht nur herausfinden, dass dieses dünne Häutchen absolut nicht giftig war, sondern für unsere Blutgefäße von einer großen Bedeutung ist. Das erste Medikament in Frankreich zum Schutz der Gefäße basierte damals auf den OPC Wirkstoff, das Medikament kam damals unter dem Namen Resivit auf den Markt.

OPC sind oligomere Proanthocyanidine. Es ist natürlich absolut klar, dass man mit so einem Namen als Laie überhaupt nichts anfangen kann. Vereinfacht ausgedrückt handelt es sich dabei um Wirkstoffe, die in Baumrinden, in Fruchthäuten und Schalen, sowie auch in Blättern und Sträuchern vorhanden sind. Der gleiche Wirkstoff wurde auch in Rotwein entdeckt, der mit verarbeiteten Traubenkernen hergestellt wurde. Kein Wunder also, wenn auch noch heute ältere Menschen in Weingegenden weitaus gesünder sind, als in anderen Teilen der Welt. Es ist sowieso schon lange kein Geheimnis mehr, dass ein regelmäßiger Konsum von Wein vor sehr vielen Krankheiten schützen kann. OPC ist ein sekundärer Pflanzenstoff mit einer außergewöhnlichen Wirkung.

OPC ist nach wie vor der stärkste Antioxidans, der im Alterungsprozess sowie bei vielen Krankheiten eine wichtige Rolle spielt. Freie Radikale greifen unsere Körperzellen an und beeinträchtigen dadurch unsere normalen Lebensvorgänge und Funktionen. Die Angriffe werden durch Zigarettenrauch, Umweltgifte oder durch Stress in jeder

Beziehung noch unterstützt. Je mehr wir uns diesem sogenannten oxidativem Stress aussetzen, desto schwächer wird unser Immunsystem, wenn wir nicht auf die notwendigen Antioxidantien zur Abwehr achten. Freie Radikale sind für zahlreiche chronische Krankheiten verantwortlich, wie beispielsweise Allergien, Entzündungen, Krebs, Herz-Kreislaufprobleme oder auch der graue Star. Im jungen Alter hat unser Körper normalerweise keine Probleme damit, die freien Radikale durch unsere gesunden Schutzsysteme abzuwehren, im fortgeschrittenem Alter allerdings bricht das vorhandene und abgenützte Schutzsystem dann irgendwann zusammen.

Antioxidantien schützen uns vor diesen Sauerstoffschäden und sind auch in der Lage, bereits vorhandene Schäden wieder in Ordnung zu bringen. Zu den besten Antioxidantien gehören Beta-Carotin, Vitamin C, Vitamin D, Vitamin E, sowie auch Glutathion, Selen, Zink und selbstverständlich auch das fantastische OPC.

OPC hat aber im Vergleich zu den anderen Substanzen noch viel mehr Vorteile. Es wird schnell vom Organismus aufgenommen und verteilt, wobei die Freie Radikale besonders schnell zerstört werden können. Die Wirkung ist im Verhältnis zum Vitamin C etwa zehnmal stärker, auch kann dieser wichtige Pflanzenstoff in einer wässrigen und auch in einer fetten Umgebung aktiv werden, was bei den anderen Antioxidantien nicht der Fall ist. Ansonsten schützt OPC auch das Bindegewebe und dabei vorwiegend das Kollagen.

Die Wirkung von OPC

Es ist so gut wie unmöglich, hier in verkürzter Form alle positiven Wirkungen von OPC zu nennen, weshalb es sich nachstehend nur um einen guten Überblick handelt. Die meisten Krankheiten sind auf einen hohen oder exzessiven Angriff von Freie Radikale zurückzuführen, weshalb OPC im Prinzip gut gegen ALLES ist.

- OPC hilft den Cholesterinspiegel zu regulieren

- Es stärkt die Blutgefäße, so dass Herz- und Kreislaufprobleme vermindert werden

- Die Blutzirkulation wird durch OPC verbessert

- Unterstützt die Sehkraft, Schleimhäute und Gelenke

- Verlangsamt den Alterungsprozess

- OPC stärkt das Immunsystem und beugt Allergien vor

- Stärkt die Konzentration und Leistungsfähigkeit

- Hilft bei Müdigkeit und gegen Kopfschmerzen

- Ideal für Frauenleiden

- Heilt Entzündungen besonders schnell

- Verbessert die Haut und das Bindegewebe

- Hilft bei Paradontose und Osteoporose

- Wirkt gegen Arthrose und Gicht

In Hinsicht auf die Haut und das Bindegewebe ist OPC ein ausgezeichneter Kollagenschutz, da es der Faltenbildung vorbeugt, der Haut zu verlorener Elastizität verhilft, die Wundheilung beschleunigt, Schuppenflechte und Ekzeme heilen kann, sowie auch bei Dehnungsstreifen und Cellulitis hervorragend wirkt. Bis jetzt ist noch kein anderer Stoff bekannt, der das menschliche Gewebe so gut aufbauen und reparieren kann wie OPC. Dieser sekundäre Pflanzenstoff ist übrigens auch als Vitamin P bekannt, also ein noch junges Vitamin in Verhältnis zu den bekannteren Vitamingruppen.

Wie ist die Dosierung von OPC?

Wie schon erwähnt, ist OPC unter anderen in Traubenkernen enthalten. Um wirksame Präparate herzustellen ist es allerdings nicht unbedingt ausreichend, jetzt einfach die Traubenkerne zu trocknen und dann zu Pulver zu verarbeiten. In den Extrakten sollten mindestens über 80 % OPC enthalten sein und nicht nur wirkstoffloses Pulver. Um von OPC Nutzen für unsere Gesundheit zu erhalten, müssten wir rund zwei Liter Rotwein pro Tag konsumieren, damit es zu einer guten Sättigung an OPC in unserem Körper kommt. Auch auf 1 Kilo Erdnüsse hat sicherlich niemand Lust, weshalb OPC als Nahrungsergänzung in Form von Traubenkernextrakt empfehlenswert ist, da in diesem Mittel die Wirkstoffe enthalten bleiben.

Ein bis zwei Milligramm OPC pro Tag und pro Kilogramm Körpergewicht ist für die Gesunderhaltung empfehlenswert. Wenn Sie die volle Wirksamkeit damit erzielen möchten, sollten Sie das Präparat kurz vor oder nach den Mahlzeiten einnehmen. Höhere Dosierungen können gegebenenfalls nach Verletzungen und Operationen notwendig sein, bei akuten Krankheiten, Stressphasen oder auch bei Krampfadern. Negative Nebenwirkungen von OPC wurden übrigens auch bei einer Langzeiteinnahme bis jetzt nicht festgestellt.

MSM ist die Abkürzung für organischer Schwefel-Methylsulfonylmethan, besser bekannt auch als Dimethysufon. Dabei handelt es sich um eine organische Verbindung aus Schwefel, sowie Methylgruppen. Diese sind in menschlichen, tierischen und auch in pflanzlichen Organismen schon von Natur aus enthalten. Produziert wird dieser organische Schwefel im Prinzip von Algen, die dann das schwefelhaltige Gas ausscheiden. Bei Regen gelangt er dann wieder auf die Erde und in die Pflanzen, die den Tieren zur Fütterung zur Verfügung stehen. MSM in natürlicher Form ist in Gemüse enthalten wie beispielsweise in Brokkoli, Gurken oder Paprika, sowie auch in Eiern, Milch und Fisch. Allerdings wird dieser wertvolle Wirkstoff durch die Nahrungserhitzung, sowie auch durch eine lange Lagerung zerstört, weshalb

MSM als Nahrungsergänzungsmittel sehr empfehlenswert ist.

Schwefel ist in unserem Körper ein häufiges Element, was leider viel zu wenig beachtet wird, da es sich dabei um einen essentiellen Nährstoff handelt. Unser Körper benötigt vierzigmal höhere Mengen als Eisen, es ist deshalb wirklich erstaunlich, warum es in dieser Hinsicht noch an offiziellen Berichterstattungen und Werbung für diesen wirksamen Powernährstoff mangelt. MSM ist ein ausgezeichnetes Schmerzmittel, weshalb es auch bei Fibromyalgie erfolgreich zum Einsatz kommt, bei Sportverletzungen und Muskelschmerzen, bei Arthritis und Arthrose, sowie auch um durch eine intranasale Verabreichung das Schnarchen zu vermindern.

Laut zahlreichen Studien ist MSM das wirksamste Mittel gegen chronische Schmerzen. Bei einer unzureichenden Versorgung mit Schwefel werden die Zellen und auch die Gewebefunktionen eingeschränkt, da dieser essentielle Nährstoff an zahlreichen lebensnotwendigen Stoffwechselvorgängen in intra- und in interzellulärer Form beteiligt ist.

Mögliche Symptome für einen Mangel an Schwefel

- Fahle Haut

- Brüchige Nägel

- Stumpfes Haar

- Niedergeschlagenheit

- Durchblutungsstörungen

- Schlaffes Bindegewebe

- Angstzustände

- Leberprobleme

- Gelenkbeschwerden

Obwohl die Fachwelt von einer optimalen Schwefelversorgung durch unsere aktuelle Ernährung ausgeht, ist das eindeutig ein Irrtum, da nur die wenigsten Menschen bei der Ernährung auf die enthaltenen Nährstoffe achten. Die oben aufgeführten Symptome können durch den organischen Schwefel gelindert oder geheilt werden. Es handelt sich dabei um ein wirkliches wichtiges Element, da unser Organismus ebenfalls aus ca. 0,2 % Schwefel besteht. Obwohl es so aussieht, als ob dies nur ein sehr geringer Wert ist, sollte beachtet werden, dass unser Körper viel mehr Schwefel als Eisen oder Magnesium enthält.

Schwefel ist in den meisten eiweißhaltigen Nahrungsmitteln enthalten, dazu zählen beispielsweise Krabben, Schweinebraten und Brathähnchen, Parmesan, Eier, sowie auch geröstete Erdnüsse. Allerdings reduziert sich, wie bei den meisten anderen Nährstoffen auch, die Wertigkeit durch die industrielle Verarbeitung, Lagerung oder die notwendige Trocknung. Die meisten Enzyme und Vitamine reagieren übrigens sehr empfindlich in Hinsicht auf Kälte und Hitze. Der Schwefelgehalt in erhitzten Lebensmitteln sinkt dadurch, dies ist ürigens auch der Fall, wenn sie im Kühlschrank aufbewahrt werden.

Obwohl Schwefel zumindest die Dioxid-Emissionen aus der Industrie die Natur gefährden, hat MSM nichts mit diesen gesundheitsschädigenden Schwefelverbindungen gemeinsam.

Die Wirkung von MSM

Auch MSM ist wie OPC ein Power Nährstoff, da sich damit sehr viele Krankheiten lindern und sogar heilen lassen. Das Positive an diesen Nährstoffen ist allerdings, dass sie im Vergleich zu den herkömmlichen Arzneimitteln zu keinen unerwünschten Nebeneffekt führen.

MSM ist ideal bei:

- Sportverletzungen

- Unfallverletzungen

- Migräne

- Muskelkrämpfe

- Sehnenentzündung

- Schleimbeutelentzündung

- Gelenkprobleme und Verschleiß

- Osteoarthritis

- Zur Wundheilung von Narben

- Fibromyalgie

- Nacken- und Rückenschmerzen

- Heuschnupfen und Allergien

- Entzündungen

- Unterstützt das Immunsystem

- Gegen Falten und Altersflecken

- Für glänzendes Haar

- Regeneriert das Bindegewebe

- Sodbrennen und Völlegefühl

- Verbessert die Verwertung der Nährstoffe

- Trägt zur Fettverdauung bei

MSM lindert alle Schmerzen, was auf die antioxidativen und entzündungshemmenden Eigenschaften zurückzuführen ist. Aber auch die Gefäßerweiterung, sowie die Muskelentspannung durch MSM können die schmerzlindernde Wirkung auslösen.

Allerdings kann es in einigen Fällen bei der Anwendung von MSM als Nahrungsergänzungsmittel zumindest in den ersten zehn Tagen zu typischen Entgiftungssymptomen kommen, also zu Kopfschmerzen, Schlappheit, Übelkeit, Durchfall und auch zu Hautausschlägen. In der Regel wird allerdings schon nach zwei Wochen eine deutliche Besserung festgestellt, die gewünschte Wirkung kann durch eine zusätzliche Vitamin C Versorgung noch verstärkt werden.

<u>Wie ist die Dosierung von MSM?</u>

Die Dosierung ist von den jeweiligen Nahrungsergänzungsmitteln und Präparaten mit MSM abhängig, sowie auch vom Alter, Geschlecht und den jeweiligen Beschwerden. Ein Durchschnittswert ist deshalb nicht angebracht, da jeder Körper unterschiedlich von Schadstoffen oder Krankheiten belastet ist. Im Prinzip geht man bis zu 8 Gramm MSM pro Tag aus, die Dosis kann aber auch problemlos 20 Gramm betragen, ohne dass es zu unerwünschten Nebenerscheinungen kommt. MSM ist als Pulver, Kapseln oder auch in Tablettenform erhältlich. Außer den schon erwähnten Entgiftungssymptomen sind bei der Einnahme von MSM keine weiteren Nebeneffekte bekannt, auch kommt es in der Regel zu keinen Gewöhnungserscheinungen, falls die Einnahme langfristig erfolgt.

MSM eignet sich übrigens auch hervorragend zum Abnehmen oder um mehr Kraft für das sportliche Workout zu erhalten. Die Fettdepots lassen sich schneller und besser schmelzen, wenn unser Organismus mit ausreichend Schwefel in organischer Form versorgt wird. Auch im Fall von MSM ist es extrem erstaunlich, warum dieser wichtige Powernährstoff für unseren Körper der Schmerzen lindert und Krankheiten heilen kann, keinen so großen Bekanntheitsgrad hat, wie andere Vitamine und Nährstoffe, die für unsere Gesundheit längst nicht so großen Nutzen bringen wie MSM und OPC.

7. DMSO und 5-HTP

DMSO oder Dimethylsulfoxid wird in der Industrie als Lösungsmittel schon seit vielen Jahren verwendet. Dieser organische Stoff wurde bereits 1866 bekannt, in vielen Ländern wird es als Therapeutikum für zahlreiche Krankheiten akzeptiert. DMSO ist ein Nebenprodukt der Herstellung von Zellstoffen und ist in Wasser, sowie auch in Fett löslich. DMSO ist deshalb eine ausgezeichnete Trägersubstanz, da es unsere Zellen mit den gelösten Stoffen versorgen kann. DMSO ist unter anderen in der Lage, Hydroxylradikale zu bekämpfen, dabei handelt es sich um die am meisten vorkommende Gruppe in Hinsicht auf die zellschädigenden Freien Radikalen. Dieser Powerstoff kann aber auch noch andere Schadstoffe zu einem chemischen Komplex binden, damit sie dann über die Nieren problemlos ausgeschieden werden können. Auch wirkt sich DMSO unterstützend auf die Zellmembranen aus, so dass sich diese besser von den enthaltenen Giftstoffen befreien können.

Die Wirkung und Behandlungen mit DMSO

DMSO ist ein Alleskönner, da er auch die Wirkung von Arzneimitteln verstärkt, so dass es zu weniger Nebenwirkungen kommt und auch die Medikamente niedriger dosiert werden können. Dies ist beispielsweise bei Langzeitdosierungen von Kortison extrem nützlich, da in diesem Fall der Verstärkungsfaktor besonders hoch ist.

DMSO stärkt das Immunsystem, da es freie Radikale fängt, diese umwandelt und den Zellen beim Entgiften behilflich ist. Dieses Allheilmittel wirkt entzündungshemmend und hilft deshalb auch bei Gelenk- und Muskelschmerzen, es unterstützt die Wundheilung.

DMSO hilft bei:

- Verbrennungen
- Entzündungen
- Schmerzen
- Arthritis
- Herpes
- Gürtelrose
- Cystitis
- Thyroiditis
- Nasennebenhöhleninfektionen
- Allergien
- Sarkoidose
- Colitis ulcerosa
- Autoimmunerkrankungen
- Multiple Sklerose

Laut zahlreichen Studien konnten durch den Einsatz von DMSO auch hoffnungslose Fälle und sogar Krebs in Zusammenhang mit anderen Powernährstoffen geheilt werden. Bei akuten Schmerzen wirkt DMSO im Vergleich zu anderen Mitteln sofort. Auffallend ist allerdings, dass die Pharmaindustrie an diesem löslichen Wirkstoff bis jetzt noch kein besonders großes Interesse zeigt, da die positive Wirkung von DMSO deutlich weniger toxisch ist, als die meisten herkömmlichen Medikamente. Allerdings kann es von der Pharmaindustrie aber auch nicht mehr patentiert werden.

Dimthylsulfoxid ist sogar viel sicherer als Aspirin. Auch kann DMSO nicht nur oral eingenommen werden, sondern auch durch Spritzen verabreicht, sowie auch in externer Form aufgetragen werden. Das Mittel hat eine sehr hohe Durchdringungskraft und ist nach 120 Stunden auch nicht mehr im Organismus nachweisbar. Unangenehm von DMSO ist eigentlich nur der Knoblauchähnliche Geruch, der allerdings nach wenigen Tagen wieder von selbst verschwindet.

DMSO wurde zwar in den 60er Jahren für die Behandlung der Menschen verwendet, aber einige Jahre später von der amerikanischen Food and Drug Administration verboten. In Deutschland wurde dieser Powerstoff 1978 für die Humanmedizin freigegeben und kam 1982 als Sportsalbe auf den Markt. Bei den unterschiedlichen Behandlungstherapien sollte allerdings auf jeden Fall auf die Dosierung geachtet werden. Eine Überdosierung kann zu Hautausschlägen führen, zu allergischen Reaktionen, Kopfschmerzen, Übelkeit, Erbrechen und Schwindel.

Einnahme und Dosierung von DMSO

In Hinsicht auf die Dosierung so kommt es in dieser Hinsicht auf die Anwendungsmöglichkeiten an, da die Behandlung mit DMSO über Infusionen, Injektionen, Trinklösungen oder auch als Gel und Salbe erfolgen kann. Bei der äußerlichen Anwendung sollten die zu behandelnden Hautstellen vorher unbedingt gereinigt werden. Kommt es bei der Auftragung auf die Haut zu Irritationen oder Jucken, dann kann man DMSO sofort wieder Abwaschen und die Behandlung unterbrechen.

DMSO lässt sich im Prinzip mit so gut wie allen Powernährstoffen und alternativen Heilmitteln kombinieren. Dies ist durch eine zeitversetzte, sowie auch durch eine parallele Einnahme möglich. In Hinsicht auf die orale Behandlung sollte man sich an einem Richtwert von 01, Gramm pro Tag und pro Kilogramm Körpergewicht orientieren. Eine erwachsene Person mit ca. 80 Kilo kann also 8 Gramm DMSO einnehmen. Allerdings kann die Dosierung auch von den jeweiligen Produkten und Herstellern variieren. Fest steht auf jeden Fall, dass es sich bei DMSO um einen ausgezeichneten Wirkstoff für sehr viele Krankheiten handelt, mit einem schmerzlindernden Effekt ohne unerwünschte Nebenwirkungen.

5-HTP ist eine natürliche Aminosäure und ein Zwischenprodukt für die Produktion von Serotonin. Serotonin ist ein wichtiger Botenstoff, der für die Übertragung der Signale zwischen den einzelnen Nervenzellen zuständig ist, es handelt sich dabei also um einen Neurotransmitter, der bei den Muskelfunktionen, beim Lernvermögen, beim Empfinden von Stress und Hunger eine bedeutende Rolle spielt. 5-HTP hat im Prinzip im menschlichen Körper keine eigene biologische Aufgabe. Es wird im Gehirn in Melatonin und in Serotonin umgewandelt. Das körpereigene Hormon Melatonin wird übrigens in der Zirbeldrüse produziert und ist auch als Schlafhormon bekannt. Serotonin ist ebenfalls ein Neurotransmitter. Da es unsere Stimmung beeinflusst, ist es auch als Glückshormon bekannt. Ein zu niedriger Serotoninspiegel kann Depressionen verursachen, nicht umsonst verlangsamen die meistens Antidepressiva im Gehirn den Abbau von Serotonin.

5-HTP oder 5-Hydroxytryptophan hat also für unseren Körper eine wichtige Funktion, die leider in medizinischer Hinsicht nicht ausreichend beachtet wird. Je mehr Aminosäure 5-HTP in unserem Organismus enthalten ist, desto größer sind auch die Serotoninwerte im Blut. Im Prinzip hat 5-HTP also einen hervorragenden Einfluss auf unser Wohlbefinden, auf die gute Stimmung, sowie auch auf den Schlaf, da zur Abendzeit aus dem Serotonin das Melatonin gebildet wird, also das Schlafhormon. Dies funktioniert aber nur in optimaler Weise, wenn wir tagsüber konstant mit Serotonin versorgt sind, so dass dann am Abend Melatonin produziert werden kann. Dadurch schläft man schneller ein und die Schlafqualität wird natürlich auch noch deutlich verbessert. Diese beiden Effekte lassen sich durch die Einnahme von 5-HTP erzielen. Der Vorteil von dieser Aminosäure ist, dass dieses Nahrungsergänzungsmittel extrem effizient ist und vor allem auch eine sehr schnelle Wirkung hat.

5-HTP ist übrigens auch ein ausgezeichneter Appetithemmer, weshalb es auch zum Abnehmen geeignet ist. Die typischen Heißhungerattacken mit einer Gier nach süßen Sachen oder Kohlenhydraten wird durch diese Aminosäure verringert.

Wirkung von 5-HTP

- Zum Abnehmen geeignet

- Alternative Therapie zur Behandlung von Depressionen

- Hilft bei Unruhen

- Gegen Angst und Panikattacken

- Sorgt für einen schnelleren und besseren Schlaf

- Besseres allgemeines Wohlbefinden

- Positive Wirkung auf die Stimmung

In den 1970er und 1980er Jahren war 5-HTP schon lange ein beliebter Arzneistoff gegen Depressionen, mittlerweile hat dieser Powerwirkstoff aber fast keine therapeutische Bedeutung mehr in der traditionellen Medizin, weshalb es jetzt nur noch als frei verkäufliches Nahrungsergänzungsmittel erhältlich ist.

Einnahme und Dosierung von 5-HTP

In Hinsicht auf die Dosierung, so sollte dieses Nahrungsergänzungsmittel über einen längeren Zeitraum angewendet werden, wenn Sie damit den Serotoninspiegel dauerhaft im Gehirn erhöhen möchten. Solange es sich um eine regelmäßige Einnahme handelt, spielt es keine Rolle, ob Sie dieses Mittel morgens oder abends einnehmen. Allerdings kann es der Fall sein, dass das Supplement 5-HTP nicht von jedem Menschen gleich gut vertragen wird. Zu Beginn kann es zu leichter Übelkeit und zu Verdauungsproblemen führen. Ansonsten sollte es bei einer Dosis zwischen 50 und 600 mg 5-HTP täglich zu keinen gesundheitsschädlichen Nebeneffekten kommen.

Es ist erwähnenswert, dass 5-HTP NICHT aus eigenem Anlass zusammen mit Antidepressiva eingenommen werden sollten, da es in diesem

Fall zu Muskelzuckungen, Unruhen und Schüttelfrost kommen kann. Ansonsten erreicht dieses Nahrungsergänzungsmittel die höchste Konzentration im Blut, ein bis zwei Stunden nach der Einnahme. Es ist empfehlenswert, auf eine häufigere Einnahme mit niedrigen Dosierungen zu achten, da der Wirkstoff auch schnell wieder abgebaut wird.

5-HTP in Form von Nahrungsergänzungsmitteln wird hauptsächlich aus afrikanischen Schwarzbohnen hergestellt und ist in Pillen- oder in Kapselform erhältlich. Über natürliche Nahrungsquellen kann dieser Powerstoff über Milch, Schokolade, Bananen, Kartoffeln und Fleisch aufgenommen werden, allerdings in der Regel nur in geringen Mengen, wenn man damit gezielte Effekte auf die Gesundheit erreichen möchte. Die empfohlene Dosierung von 5-HTP liegt täglich zwischen 200 und 500 mg, aber auch geringere Mengen können Panikattacken und Angstzustände deutlich verringern. Übrigens ist 5-HTP auch bei Fibromyalgie geeignet, da bei Patienten mit diesem Krankheitsbild nur geringe zerebrale Werte an Serotonin und Tryptophan vorhanden sind. Die typischen Symptome wie chronische Muskelschmerzen, Müdigkeit und Schlafstörungen können also mit Nahrungsergänzungsmitteln die 5-HTP enthalten, deutlich verbessert werden.

8. Omega 3

Omega-3-Fettsäuren sind für unseren Organismus lebensnotwendig. Sie gehören zu einer ganz besonderen Gruppe, die mehrfache ungesättigte Fettsäuren enthalten. Diesen Begriff haben Sie sicherlich schon öfters in Hinsicht auf Diäten und eine gesunde Ernährungsweise gehört. Fett liefert unserem Körper Energie und ist für bestimmte Körperfunktionen ein lebenswichtiger Makronährstoff. Fett ist von unseren Zellen ein wichtiger Bestandteil, da die Fettsäuren für die Hormone die benötigten Baustoffe sind. Auch spielen Fettsäuren eine wichtige Rolle, was die Verwertung von Vitaminen A, D, E und K angeht, also fettlösliche Vitamine.

Bei Fett und Ölen wird zwischen gesättigten und ungesättigten Fettsäuren unterschieden. Gesättigte Fettsäuren sind in Milchprodukten, Butter, sowie auch in Wurstwaren und Fleisch enthalten. Aber auch Kokosfett oder gehärtete Pflanzenöle zählen zu dieser Kategorie, obwohl diese Fettsäuren vorwiegend in tierischen Nahrungsmitteln anzutreffen sind, aber es handelt sich dabei um feste oder teilgehärtete Fette. Gesättigte Fettsäuren sind in hohen Mengen ungesund, da sie den Stoffwechsel verlangsamen und unter anderem zu einem erhöhten Cholesterinspiegel beitragen, was Rheuma und Herz-Kreislauf-Erkrankungen hervorrufen kann.

Ungesättigte Fettsäuren hingegen verhalten sich eher neutral, mit Ausnahme von den industriell hergestellten Transfetten. Man unterscheidet zwischen einfachen und mehrfach ungesättigten Fettsäuren. Erstere sind beispielsweise in Olivenöl und in Rapsöl vorhanden, sowie in pflanzlichen Nahrungsmitteln wie Nüsse oder Avocados. Sie sind in der Lage den Cholesterinspiegel zu steigern.

Fettsäuen, die unser Organismus nicht herstellen kann sind die mehrfach ungesättigten Fettsäuren, weshalb sie auch essentielle Fettsäuren genannt werden. Diese sind in zwei Gruppen aufgeteilt, die Omega-6-Fettsäuren, sowie die Omega-3-Fettsäuren. Omega-6-Fettsäuren sind Linolsäure und Arachidonsäure. Linolsäure findet man im Sonnenblumenöl, Sojaöl und im Maiskeimöl. Arachidonsäure ist unter anderen in Wurst, Fleisch, Eiern und Milchprodukten enthalten.

Omega-3-Fettsäuren hingegen sind Eicosapentaensäure, Docosahexaensäure und die Alpha-Linolensäure. Diese Säuren sind in besonders fettigen Meeresfischen enthalten, in Rapsöl, sowie auch in Walnussöl. Essentielle Fettsäuren müssen wir über die Lebensmittel oder über Nahrungsergänzungsmittel einnehmen.

Die Wirkungen von diesen beiden Fettsäuren sind allerdings sehr unterschiedlich, da Omega-6-Fettsäuren in großen Mengen unsere Gefäße verengt, was das Risiko von Entzündungen unterstützt. Omega-3-Fettsäuren hingegen sind sehr empfehlenswert.

Was ist die Wirkung von Omega-3-Fettsäuren?

Omega-3-Fettsäuren spielen für unseren Organismus schon im Kindesalter eine gewichtige Rolle. Wir benötigen sie als Energieträger, als Ausgangsstoff für Stoffwechselsubstanzen und Hormone, sowie auch als Bestandteil für unsere Zellmembranen. Vor allem die Docosahexaensäure, ist für die Netzhaut der Augen und für das Gehirn ein wichtiger Bestandteil, weshalb diese langkettige Omega-3-Fettsäure auch in der Schwangerschaft sehr empfehlenswert ist.

- Schützt vor Entzündungen und Infektionskrankheiten

- Unterstützt die Bildung der Abwehrzellen in unserem Körper

- Versorgt unsere Gelenke mit dem notwendigen Schmierstoff

- Notwendig für die Hormonproduktion und den Zellstoffwechsel

- Senkt die Blutfettwerte

- Reduziert den Blutzuckerspiegel

- Verbessert den Bluttransport

- Reduziert das Thromboserisiko

- Schützt die Augen

- Hilft bei Schlafstörungen

Eine regelmäßige Einnahme von Omega-3-Fettsäuren kann deshalb Herzinfarkten und Thrombosen vorbeugen. In Hinsicht auf die Augen, so kann sich auch die Sehfähigkeit damit verbessern. Die Makuladegeneration beispielsweise ist eine unheilbare Augenkrankheit, bei der die Patienten langsam und unaufhaltsam erblinden. Chronische Entzündungen und auch der oxidative Stress spielen hier, wie bei den meisten anderen Krankheiten, eine wichtige Rolle. Es gibt mittlerweile immer mehr Studien, die die Wirksamkeit von Omega-3-Fettsäuren auf das Stoppen vom Erblindungsprozess bestätigen. Aber auch die Hirngesundheit kann durch Omega-3-Fettsäuren positiv beeinflusst werden. Bei einer ausreichenden Versorgung kann die Gehirnleistung und Konzentration gesteigert und die Demenzentwicklung verzögert oder sogar gestoppt werden. Übrigens kann ein Mangel an Omega-3-Fettsäuren zu Depressionen führen.

Einnahme und Dosierung von Omega-3-Fettsäuren

Für therapeutische Zwecke sind Omega-3-Fettsäuren in den Lebensmitteln wie beispielsweise in Leinöl nicht alleine ausreichend. Die gewünschte Wirkung ist von der Form, Dauer der Einnahme, sowie natürlich auch von der Dosis abhängig. Der Grundbedarf kann im Prinzip durch Leinöl, Hanföl, Leinsamen, Chiasamen, sowie auch durch Fisch und Gemüse gedeckt werden. Allerdings sind Nahrungsergänzungsmittel mit Omega-3-Fettsäuren empfehlenswert, wenn Sie damit gesundheitliche Probleme beheben oder diesen Powernährstoff als Anti-Aging-Therapie ausprobieren möchten.

Bei der Wahl eines geeigneten Omega-3-Fettsäuren Nahrungsergän-zungsmittel sollten Sie auf die angegebenen Werte von DHA und EPA achten, also um den Anteil an Docosahexaensäure und Eicosapentaen-säure. Diese beiden Säuren sind vorwiegend in Krill- oder Fischöl zu finden, sowie auch in Präparaten aus Algen. Im Vergleich zur Alpha-Linolensäure die hauptsächlich in pflanzlichen Omega-3 Lieferanten vorhanden sind wie Chia oder Leinöl wirken DHA und EPA aktiver.

Auch der Konsum von Omega-6-Fettsäuren spielt eine gewisse Rolle bei der richtigen Dosierung von Omega-3. Je mehr Omega-6 konsu-miert wird, desto größere Mengen an Omega-3-Fettsäuren sind not-wendig. Der offizielle Bedarf an Omega-3 liegt zwischen 250 mg und 600 mg DHA/EPA täglich, zur Behandlung von Krankheiten ist eine höhere Dosis empfehlenswert. Als Richtlinie gelten hierbei Werte von 1000 mg bis zu 5.000 DHA/EPA. Aufpassen heißt es aber auch, wenn Sie auf die Anwendung von blutverdünnenden Medikamenten ange-wiesen sind. Omega-3-Fettsäuren haben nämlich auch eine blutver-dünnende Wirkung, die bei einer hohen Dosierung deshalb gefährlich werden können. In diesem Fall sollten Sie die richtige Dosierung un-bedingt mit Ihrem Arzt abklären, bevor Sie auf eigene Faust über 2000 mg einnehmen möchten.

9. Alpha-Liponsäure

Auch bei der Alpha-Liponsäure handelt es sich um einen erstklassigen Powernährstoff. Es handelt sich dabei um eine schwefelhaltige Fettsäure, die von Natur aus in unserem Körper vorhanden ist. Sie ist fett- und wasserlöslich und spielt eine wichtige Rolle bei der zellulären Energieproduktion. Entdeckt wurde diese Fettsäure 1951, die einzelnen Vorzüge haben sich allerdings erst in den letzten Jahren herauskristallisiert. Alpha-Liponsäure ist aber nicht nur ein effizienter Energieumwandler, sondern sie schützt vor freien Radikalen und ist ideal zur Entgiftung von Toxinen und Schwermetallen. Der größte Anteil von Alpha-Liponsäure wird über die Nahrung aufgenommen, rotes Fleisch und Innereien enthalten beispielsweise sehr viel davon, aber auch in Spinat und Kartoffeln sind geringe Mengen enthalten.

In unserem Körper hat die Alpha-Liponsäure im Prinzip zwei Hauptfunktionen. Sie ist in jeder einzelnen Körperzelle in den Mitochondrien vorhanden, sowie auch in den Enzymkomplexen als Coenzym aktiv. Diese Säure ist ein sehr vielseitiges Antioxidans, da sie in fettlösliche und auch in wasserlösliche Strukturen eindringen kann. Dadurch können alle Gewebeformen in unserem Körper vor freien Radikalen geschützt werden. Im Vergleich zu anderen Antioxidantien kann die Alpha-Liponsäure auch die Blut-Hirnschranke erreichen, was deshalb auch unseren Hirnzellen zu gute kommt. Sie schützt uns vor neurologischen und auch vor den kognitiven Krankheiten. Ein weiterer Vorteil dieser Säure ist, dass sie auch in der Lage ist, andere Antioxidantien wie Vitamin C und Omega-3-Fettsäuren zu unterstützen und zu regenerieren, falls diese bereits verbraucht sind. In diesem Fall funktioniert sie also wie ein Antioxidans von anderen Antioxidantien. Ansonsten ist die Liponsäure auch in der Lage, chemische Komplexe mit schädlichen Stoffen zu bilden wie beispielsweise Blei, Quecksilber, Kupfer oder Cadmium. Die gebundenen Metalle werden unschädlich gemacht und können dadurch auch wieder problemlos ausgeschieden werden.

Für die Gesunderhaltung werden 100 mg Alpha-Liponsäure über die natürliche Nahrung empfohlen. Allerdings ist es schwer, diese Menge rein über Nahrungsmittel abzudecken. In einer Portion Rinderniere sind beispielsweise ca. 32 mcg enthalten, im Rinderherz nur 19 mcg. Eine Portion Spinat oder Brokkoli schaffen es gerade auf 5 mcg, daran wird deutlich ersichtlich, wie schwer es ist, diesen Bedarf allein über die Nahrungsmittel aufzunehmen. Alpha-Linolsäure als Nahrungsergänzungsmittel hat sehr viele Vorteile, nicht umsonst wird dieser Wirkstoff allgemein als Universalheilmittel bezeichnet.

Die Wirkung von Alpha-Liponsäure

Durch eine gezielte Einnahme von Alpha-Liponsäure können nicht nur Krankheiten gelindert oder sogar geheilt werden, sondern auch der allgemeine Alterungsprozess wird durch diesen Vitalstoff deutlich verlangsamt.

- Schützt Gewebe und Organe

- Senkt den Blutzuckerspiegel

- Erhöht die Insulinempfindlichkeit

- Lindert chronische Schmerzen

- Lindert Taubheitsempfindungen

- Unterstützt die Gehirnfunktion

- Hilft gegen Depressionen und Gedächtnisstörungen

- Ausgezeichnetes Gegengift

- Vorbeugend gegen Verlust der Knochendichte

- Hemmt den Alterungsprozess

- Stärkt das Immunsystem

- Wirkt bei gestörtem Energiestoffwechsel und bei Erschöpfungen

- Positiv bei Stoffwechselstörungen

- Ausgezeichnet bei Lebererkrankungen

- Schützt die Vorräte an Glutathion

- Bekämpft Krebszellen

- Hilft gegen Osteoporose

- Hemmt Asthma

- Stoppt Migräneanfälle

- Unterstützt die Fettverbrennung

- Verbessert Hörschäden

- Verhindert Zungenbrennen

- Schützt vor Grauem Star

Die Alpha-Liponsäure ist ein richtig gutes Multitalent, da sich die Wirkung über den gesamten Organismus verbreiten kann. Da sie Nahrungsfette und Nahrungszucker in Energie umwandeln kann, ist dieser Powerstoff auch für Sportler, Abnehmwillige und Diabetiker besonders gut geeignet. Sportler verfügen durch die Einnahme von Alpha-Liponsäure viel mehr Kraft und Menschen die Abnehmen möchten, können davon profitieren, dass nicht mehr soviel Zucker als Körperfett gespeichert wird. Deshalb ist die Liponsäure auch für Diabetiker sehr interessant, da sich durch die Umwandlung von Nahrung in Energie eine insulinsparende Wirkung zeigt. Um von den zahlreichen Vorteilen der Alpha-Liponsäure zu profitieren, ist man allerdings auf eine regelmäßige Einnahme angewiesen. Obwohl unser eigener Körper diese wichtige Säure zwar selber herstellen kann, handelt es sich dabei allerdings nur um geringe Mengen.

Zur Behandlung von Diabetes wird die Alpha-Liponsäure in Kapsel- oder Tablettenform verabreicht. Gegebenenfalls kann allerdings auch eine Injektion oder eine Infusion notwendig sein, wenn es sich um eine diabetische Nervenschädigung in einem schweren Krankheitsstadium handelt. In diesem Fall ist die Dosierung selbstverständlich höher, als in Hinsicht auf die Einnahme von Tabletten. Bei Diabetes mellitus sorgen die erhöhten Blutzuckerwerte auf Dauer für Empfindungs- und Nervenstörungen. Die Alpha-Liponsäure trägt allerdings deutlich zu einer Verminderung bei, da die Blutversorgung der Nerven gefördert und auch Energie in Form von Glukose zur Verfügung gestellt wird. Desweiteren spielt natürlich auch die antioxidative Wirkung bei Diabetes eine wichtige Rolle, da dadurch die Reizweiterleitungen und die Nervenfunktionen regeneriert werden können.

In Deutschland kommt die Alpha-Liponsäure schon seit zig Jahren zum Einsatz. Ursprünglich wurde dieser Vitalstoff vorwiegend therapeutisch bei Pilzvergiftungen verwendet.

R-Alpha-Liponsäure vs. S-Alpha-Liponsäure

Wer sich etwas Näher mit der Liponsäure beschäftigt, hat bestimmt schon feststellen können, dass Produkte mit R-Alpha-Liponsäure und mit S-Alpha-Liponsäure auf dem Markt sind. Der Unterschied liegt hauptsächlich in der Wirkung. Nahrungsergänzungsmittel, die in der Regel preiswert sind, enthalten vorwiegend S-Alpha-Liponsäure. Dabei handelt es sich um die syntethische Form, die allerdings nicht in jedem Fall die gewünschte Wirkung mit sich bringt. Die R-Liponsäure hingegen setzt sich aus der körpereigenen natürlichen Form zusammen, allerdings sind hierbei auch die Herstellungskosten sehr viel höher. Die meisten Hersteller bieten deshalb die L-Variante von Alpha-Liponsäure an, in der 50 % die R-Form und zu 50 % die S-Form enthalten ist.

Anwendung und Dosierung der Alpha-Liponsäure

Die Alpha-Liponsäure als Nahrungsergänzungsmittel ist für Kinder und Jugendliche NICHT geeignet, auch in der Schwangerschaft sollte man diesen Vitalstoff nur nach Rücksprache mit dem zuständigen Arzt einnehmen. Ansonsten sind Nebenwirkungen der Liponsäure so gut wie nicht bekannt. Gegebenenfalls kann es bei extremer Sensibilität zu leichten Kopfschmerzen führen, zu Übelkeit oder Durchfall, sowie auch zu vermehrtem Schwitzen und Überempfindlichkeitsstörungen.

Bei ärztlicher Behandlung kommen meisten Arzneimittel wie Alpha-Lipogamma zum Einsatz, Alpha-Vibolex, Lipon STADA, Vitatrans, Liponsäure-ratiopharm, sowie auch Neurium, Thioctacid oder Thiogamma. Als Arzneimittel stehen Injektionsflaschen, Tabletten, Kapseln, Seren und auch Cremes zur Verfügung. Die Dosierung ist also in erster Linie vom Produkt abhängig, vom Krankheitsbild und natürlich auch vom eigenen Zustand und Bedarf. Sind keine ernsthaften gesundheitlichen Beschwerden vorhanden, dann können Sie 100 mg täglich als Nahrungsergänzungsmittel zu sich nehmen. Ansonsten liegt die therapeutische Dosierung zwischen 600 und 1800 mg Alpha-Liponsäure pro Tag. Es ist empfehlenswert, die Liponsäure unabhängig von den Mahlzeiten einzunehmen. Erwähnenswert ist auch noch, dass Alpha-Liponsäure zusammen mit Vitamin E einen blutverdünnenden Effekt hat.

10 Coenzym Q10

Das Coenzym Q10 ist uns vorwiegend als Anti-Age Wirkstoff bekannt und nicht als Nahrungsergänzungsmittel. Entdeckt wurde diese vitaminähnliche Substanz, die in zahlreichen Lotionen und Cremes enthalten ist, bereits 1957, aber erst rund 20 Jahre später kam es zu genaueren Erkenntnissen über den Einfluss von Q10 auf den menschlichen Körper. Für diese Entdeckung bekam Peter Mitchel, ein britischer Wissenschaftler, 1978 den Nobelpreis für Chemie. Bei Q-10 handelt es sich um einen körpereigenen Stoff, der von unserem Organismus selbst produziert werden kann und auch teilweise über die Nahrung aufgenommen wird. Es handelt sich hierbei also nicht um ein Produkt für die Schönheit, sondern um ein sehr wichtiges Coenzym, da Q10 in jeder Zelle unseres Körpers vorkommt und auch einen bedeutenden Einfluss auf die Körperenergie hat.

Die körpereigene Produktion von Q10 nimmt allerdings im Laufe der Jahre deutlich ab, weshalb schon ein leichter Mangel zu einem deutlichen Energieverlust führen kann. Die Körperzellen sterben ohne diesem wichtigen Coenzym ab, da keine Energiegewinnung dadurch möglich ist. Das Coenzym Q10 spielt also eine wichtige Rolle in Hinsicht auf die Zellatmung, sowie auch als wirkungsvoller Radikalfänger und Antioxidans. Es ist für die Vitalität unserer Organe und auch für das Gewebe sehr wichtig. Bei einem gesunden Körper sind wir in der Lage, ausreichend Coenzym Q10 zu produzieren. Man geht davon aus, dass in unserem Organismus zwischen 0,5 und 2 Gramm von Q10 enthalten sind. Über die Nahrung werden 5 bis 10 mg davon aufgenommen. Das Coenzym Q10 ist in Fleisch und Fisch, in Kernen, Samen, Pflanzenölen, Nüssen, Hülsenfrüchten, sowie auch in zahlreichen Gemüsesorten vorhanden. Übermäßiges Erhitzen bei der Speisezubereitung, kann allerdings Q10 zerstören.

Der Alterungsprozess, eine falsche Ernährung und der Konsum von Zigaretten und Alkohol führt zu einer verminderten Q10 Produktion, weshalb eine zusätzliche Einnahme in Form von Nahrungsergänzungsmitteln empfehlenswert ist. Das Coenzym Q10 ist in flüssiger Form, sowie auch als Kapseln erhältlich.

Die Wirkung vom Coenzym Q10

Q10 ist weit mehr als nur ein guter Inhaltsstoff in Anti-Aging Produkten. Man kann diesen Powerstoff mit einem ausgezeichneten Alleskönner für unseren Körper vergleichen, da es unter anderem das Immunsystem stärkt, die Nerven und auch das Herz.

- Sehr gute antioxidative Eigenschaften

- Schützt unsere Körperzellen

- Stoppt die Hautalterung von Innen

- Sorgt für ein gesundes Herz-Kreislaufsystem

- Trägt für gesunde Nerven bei und hilft bei Nervenkrankheiten

- Unterstützt die Fettverbrennung

- Ist ein Kraftstoff für die Muskeln

- Wirkt entzündungshemmend

- Stärkt das Immunsystem

- Schützt die Muskelzellen vom Herz

- Aktiviert die Bildung der ATP Zellenenergie

Vor allem die Organe, die einen hohen Energieverbrauch haben, sind auf das Coenzym Q10 angewiesen, dazu zählen das Herz, Gehirn, die Bauchspeicheldrüse, Leber und Nieren, sowie auch die Muskeln, wenn man Sport betreibt.

Das Q10 ist im Prinzip das einzige fettlösliche Antioxidans, was wir selber herstellen können. Allerdings sind diese Mengen für einen gesunden Organismus ab einem gewissen Alter einfach zu gering, weshalb man auf eine zusätzliche Ergänzung angewiesen ist. Die körpereigene Herstellung von diesem wichtigen Coenzym lässt zwischen dem 30. und 40. Lebensjahr nach. Übrigens sind auch bestimmte Medikamente dafür verantwortlich, dass unser Q10-Spiegel niedrig ist. Betablocker und auch Antidepressiva beispielsweise können die Werte deutlich beeinträchtigen. Ein Coenzym Q10 Mangel kann allerdings auch durch Diabetes der Fall sein, durch chronische Bronchitis oder andere Lungenkrankheiten, durch Herzkrankheiten, Erschöpfungszustände, Myopathien oder aufgrund von Leistungssport, auftreten.

Eine heilende oder auch vorbeugende Wirkung kann Coenzym Q10 bei folgenden gesundheitlichen Problemen haben:

- Alzheimer

- Parkinson

- Burnout

- Chronische Müdigkeit

- Stress

- Migräne

- Diabetes

- Arthritis und Arthrosen

- Entzündungen

- Fibromyalgie

- Niereninsuffizienz

- Herz- und Kreislaufprobleme

- Hautprobleme

- Abgeschlagenheit

- Übergewicht

- Zahnprobleme

Das Coenzym Q10 trägt also deutlich zu einer besseren Gesundheit bei, wobei natürlich auch unsere Haut davon profitieren kann. Die beste Wirkung wird erzielt, wenn Q10 ohne chemische Beimischungen, Süßungsmittel oder überflüssige Zusätze als Vitamine in Form von Nahrungsergänzungsmitteln eingenommen wird. Für Sportler ist dieser Powernährstoff ebenfalls empfehlenswert, da Q10 die Leistungsfähigkeit, sowie auch die Ausdauer bis zu 30 % bei richtiger Dosierung steigern kann.

Da das Coenzym Q10 die Verbrennung von Fett und Zucker fördert, ist dieser Wirkstoff auch ideal zum Abnehmen. Aus zahlreichen Studien geht hervor, dass Menschen die schlank sind und dabei viel essen, höhere Q10 Werte aufweisen als Menschen, die vergleichsweise sehr schnell an Gewicht zulegen. Es liegt auf der Hand, dass bei niedrigen Q10 Werten auch das Immunsystem angeschlagen ist und es deshalb auch zu häufigeren Infektionskrankheiten kommt, von Altersgebrechen einmal komplett abgesehen. Schon eine kleine Dosierung in Form von Nahrungsergänzungsmittel kann hierzu ausgezeichnete Abhilfe schaffen. Desweiteren schützt Q10 auch unser Gewebe, weshalb es auch bei Zahnfleischproblemen, sowie auch für die Schleimhäute ein ideales Heilmittel ist. Die Magenschleimproduktion ist übrigens unter anderen vom Coenzym Q10 abhängig. Aber auch für Nervenkrankheiten ist eine Nahrungsergänzung mit Q10 empfehlenswert. Bei Krankheiten wie Morbus Parkinson, Alzheimer oder auch bei anderen Demenzerkrankungen spielt dieses wichtige Coenzym eine bedeutende Rolle.

Einnahme und Dosierung vom Coenzym Q10

Die Einnahme ist in erster Linie von der gewünschten Wirkung abhängig. Wenn Sie allerdings auf blutgerinnungshemmende Medikamente angewiesen sind, dann sollten Sie Q10 nur nach Rücksprache mit Ihrem behandelndem Arzt einnehmen. Die empfohlene Dosis vom Coenzym Q10 als Nahrungsergänzungsmittel liegt zwischen 10 und 30 mg täglich. Allerdings wird Q10 für die therapeutische Behandlung in höheren Dosierungen eingenommen, in diesem Fall liegt die Einnahme, je nach Produkt, zwischen 100 und 500 mg um eine Heilwirkung zu erzielen. Gegebenenfalls kann es aber bei einer höheren Dosierung zu Nebenwirkungen wie Kopfschmerzen, Übelkeit, Appetitlosigkeit, Ausschlag und zu Durchfall kommen. Im Prinzip ist eine Überdosierung allerdings nur sehr selten, da überschüssiges Q10 auch schnell wieder abgebaut wird.

Beim Kauf von Q10 als Nahrungsergänzungsmittel ist es empfehlenswert, wenn dem Produkt kein Aspartam oder andere künstliche Süßungsmittel beigesetzt sind, um die ausgezeichnete Wirkung nicht zu beeinträchtigen. Eine noch bessere Wirkung kann übrigens auch aus einer Kombination mit Vitamin E erzielt werden, da Vitamin E und das Coenzym Q10 im Körper bei vielen Prozessen direkt zusammenarbeiten. In flüssiger Form tritt eine schnellere Verfügbarkeit ein, als wenn Sie sich für Q10 in Kapseln entscheiden. Wenn Sie mit Q10 den Abnehmeffekt unterstützten möchten, so wird die Fettverbrennung angeblich schon bei einer Einnahme von 100 mg angekurbelt.

Gesunde Menschen in jungen Jahren haben im Durchschnitt Werte von 0,85 µg/ml Coenzym Q10 in ihrem Blutspiegel, im hohen Alter und bei langfristigen Stresssituationen können diese Normalwerte allerdings auch auf 0,10 oder 0,15 µg/ml sinken. Besonders kritisch sind Werte unter 10 µg/ml. Nur durch mehrere Tests lässt sich feststellen, ob es sich bei niedrigen Werten unter einem kurzzeitigen Defizit handelt. Dies kann der Fall sein, wenn Sie aktuell unter Stress oder unter gesundheitlichen Problemen leiden oder auch wenn die Ernährung im Moment sehr einseitig ist. Ein Ausgleich vom Coenzym Q10 sollte hier unter Kontrolle und auch gezielt in Form von Nahrungsergänzungsmitteln erfolgen.

Coenzym Q10 als Anti-Aging Behandlung in Kosmetikprodukten

Das Coenzym Q10 wirkt sich eindeutig vorteilhaft auf unsere Haut aus, zumindest dann, wenn wir diesen Powernährstoff als Nahrungsergänzungsmittel verwenden. Aber wie sieht es eigentlich mit der externen Anwendung von Anti-Aging Produkten mit Q10 aus? Angeblich handelt es sich dabei um ausgezeichnete Mittel, die Wunder verbringen können. In der Kosmetikindustrie ist Q10 schon seit langem ein wertvoller Inhaltsstoff, wenn es sich um Anti-Age-Pflegeprodukte handelt. Die Haut soll dadurch ein frischeres und strahlendes Aussehen erhalten.

Es ist allgemein bekannt, dass im zunehmenden Alter unsere Haut an Elastizität verliert. Grund dafür sind in der Regel ein verlangsamter Stoffwechsel der Zellen, Umwelteinflüsse, sowie auch der tägliche Stress und die einseitige Ernährung. Die Alterserscheinungen drücken sich an der Haut durch deutliche Linien und Falten aus. Da wir im Alter also nicht mehr in der Lage sind ausreichend Q10 zu produzieren, wird dieser extern zugeführte Wirkstoff durch die Pflegeprodukte von der Haut gut aufgenommen und hilft, die Falten zu reduzieren. Auch bei schlaffer Haut und Cellulite hat das Coenzym Q10 eine unterstützende Wirkung, die zu einer deutlichen Hautstraffung beiträgt.

Q10 ist übrigens auch unter dem Namen Ubiquinol oder Ubichinon-10 bekannt, es ist ein kristallines orangefarbenes Pulver ohne Geschmack und ohne Geruch. Die Herstellung erfolgt durch die chemische Synthese, sowie durch die Fermentation von Bakterien und Hefen. Trägt man Q10 als Kosmetikprodukt direkt auf die Haut auf, dann wird dadurch bei längerer Anwendung die Zellerneuerung stimuliert. Dadurch werden freie Radikale bekämpft und das Bindegewebe wieder gestärkt. Die faltige und meist graue Haut wird also wieder mit

Energie aufgefüllt, da dieses Coenzym in Zusammenhang mit anderen Wirkstoffen auch in tieferen Hautschichten wirken kann. Je orangener Ihr Q10-Pflegeprodukt für die Haut ist, desto mehr Q10 ist darin in der Regel enthalten. Beim Einkauf sollten Sie darauf achten, dass bei den aufgeführten Inhaltsstoffen Q10 oder auch der Begriff Ubiquinone mit an erster Stelle steht. Die Basis für eine hautverjüngernde Kosmetik sind Q10 in Kombination mit Retinol und Vitamin C. Heutzutage ist eigentlich in allen Anti-Aging-Produkten Q10 oder Ubichinon-10 vorhanden, da dieser Vitalstoff für Sauerstoff und Energie in den Zellen sorgt. Es lohnt sich beim Kauf von Kosmetikprodukten auf die Mengen vom enthaltenen Q10 zu achten, da sich die Produkte in dieser Hinsicht stark unterscheiden können. In vielen teuren Cremes ist dieser Vitalstoff beispielsweise in nur sehr geringen Mengen enthalten, aber es kann durchaus auch der Fall sein, dass sie in günstigen Pflegeprodukten eine hohe Dosierung entdecken können. Vergleiche sind deshalb unbedingt ratsam und das nicht nur in preislicher Hinsicht.

Für die Körperpflege wirkt Q10 unterstützend auf die Straffung der Haut im Gesicht, Hals, Schenkeln, Po und am Bauch. Wenn Sie die Wirkung von diesem Coenzym gegen die Hautalterung aber noch zusätzlich verstärken möchten, dann sind nicht nur die Pflegeprodukte wichtig, sondern auch gesunde Essgewohnheiten, ausreichend Flüssigkeit zum Trinken, sowie auch Nahrungsergänzungsmittel, die zu einem schöneren und strafferen Hautbild beitragen. Ansonsten können Sie auch auf eine natürliche Zufuhr von Q10 achten, indem Sie einfach mehr Fisch, Leber, Hülsenfrüchte, Nüsse, Pflanzenöle oder Gemüse in Form von Zwiebeln, Kohl, Brokkoli und Spinat verzehren, um den Altersprozess in natürlicher Weise zu verlangsamen.

Schlusswort

Sicherlich sind Sie jetzt überrascht, welchen Einfluss die Vitalstoffe auf unsere Gesundheit haben. Wer hätte beispielsweise gedacht, dass man mit Omega-3 oder mit der Alpha-Liponsäure zahlreiche Krankheiten und Beschwerden behandeln kann? Es ist erstaunlich, warum die Schulmedizin nur wenig auf diese Themen eingeht, da die meisten Medikamente vergleichsweise sehr viele gesundheitsschädliche Nebenwirkungen aufweisen können.

Ein gesunder Körper fängt bereits mit einer guten Verdauung an, nicht umsonst tragen viele Magen- und Darmbeschwerden zu zahlreichen Zivilisationskrankheiten mit bei. Aber auch durch den Alterungsprozess verliert unser Körper die natürliche Fähigkeit, mit Stress, emotionalen Problemen und Toxinen fertig zu werden. Wir sind deshalb auf Enzyme und wichtige Nährstoffe angewiesen, damit sämtliche Stoffwechselvorgänge wieder funktionieren können. Die Enzyme spielen hierbei eine sehr wichtige Rolle. Es handelt sich hierbei um komplexe Proteinmoleküle, die von allen Zellen hergestellt werden, also nicht nur von menschlichen Zellen, sondern auch von tierischen. Sie spalten die Nahrungsmoleküle auf, damit sie von unseren Zellen aufgenommen werden können. Sie sind uns also bei der Nahrungsaufnahme behilflich, indem die Fette, Kohlenhydrate und Proteine besser aufgenommen und verwertet werden. Auch sind Enzyme in unserem Körper an allen chemischen Reaktionen beteiligt. Sie beseitigen die Schadstoffe in unserem Organismus, regenerieren das Gewebe und die Zellen und unterstützen auch unser Immunsystem. Ohne diese notwendigen Enzyme wären die Vitamine, Hormone oder Minerale überhaupt nicht von Nutzen.

Zu den wichtigsten Enzymen zählen die Nahrungs- und Pflanzenenzyme, Verdauungsenzyme, sowie auch die Stoffwechselenzyme. Unsere Gesundheit können wir wesentlich verbessern, indem wir nicht nur auf eine abwechslungsreiche Ernährung achten, sondern auch auf eine gute Verdauung. Dies ist durch den Verzehr von möglichst naturbelassenen Nahrungsmitteln möglich, also durch den Konsum von Obst und Gemüse. Obwohl die meisten Powernährstoffe in diesen Lebensmitteln enthalten sind, gehen viele wertvolle Inhaltsstoffe bei der Speisezubereitung durch die Erhitzung verloren, weshalb Nahrungsergänzungsmittel durchaus sinnvoll sein können.

Obwohl laut der Deutschen Gesellschaft für Ernährung die Vitalstoffversorgung durch unser vollwertiges und reichhaltiges Angebot an Lebensmitteln angeblich ausreichend gedeckt ist, sollte man diese Aussage hinterfragen, da vor allem die pflanzlichen Lebensmittel unterschiedlichen negativen Einflussfaktoren unterliegen. Die Vitalstoffzufuhr wird durch Pflanzenschutzmittel, Kunstdünger und die Massentierhaltung negativ beeinträchtigt, aber auch die Verarbeitung der Nahrungsmittel spielt hierbei eine wichtige Rolle. Die Konservierung, das Erhitzen und Trocknen, sowie auch das Raffinieren von chemischen Zusatzstoffen kann die enthaltenen Nährwerte deutlich beeinflussen. Eine Einbuße der Vitalstoffe erfolgt auch über die Lagerung oder sehr lange Transportwege. Nicht umsonst sollte man das frisch eingekaufte Obst und Gemüse nicht zu lange lagern und auch möglichst frisch verzehren.

Desweiteren spielt natürlich auch die Massenproduktion eine bedeutende Rolle, wie im Fall von Spinat oder Kopfsalat, da diese Lebensmittel häufig hohen Nitrit- und Nitratverbindungen ausgesetzt sind. Auch Schwermetalle oder andere giftige Substanzen können im Fisch, in Pilzen, Schalenfrüchten und Gewürzen enthalten sein. Die Qualität unserer aktuellen Lebensmittel ist deshalb fraglich, solange man sich nicht unbedingt für spezielle Bio-Produkte entscheidet. Nahrungsergänzungsmittel sind also auch in diesem Fall eine interessante Option, um unseren Organismus mit wertvollen Powerstoffen zu versorgen.

Inwiefern Nahrungsergänzungsmittel überhaupt sinnvoll sind, wurde bereits am Anfang schon erklärt. Es ist klar, dass ein gesunder und junger Mensch im Prinzip nicht darauf angewiesen ist, außer diese Person treibt beispielsweise sehr viel Sport. In diesem Fall können Nahrungsergänzungsmittel von Vorteil sein, um den Körper vor Abnutzungserscheinungen zu schützen und zu mehr Leistung beizutragen, damit es zu keiner Unterversorgung an Nährstoffen kommt. Ansonsten empfiehlt sich die Einnahme von Nahrungsergänzungsmittel, wenn Sie im fortgeschrittenem Alter sind oder natürlich auch dann, wenn Sie an Krankheiten und einem geschwächten Immunsystem leiden.

Nahrungsergänzungsmittel sind im Prinzip schnelle und gute Lieferanten von wichtigen Nährstoffen, so dass man sich auch nach einem stressigen Tag in der Arbeit nicht noch speziell um eine gesunde Ernährung kümmern muss. Die Dosierung ist in der Regel übersichtlich festgelegt, was bei den Lebensmitteln natürlich nicht der Fall ist, da die meisten Nährwerte nur gute Auskunft über die rohen Produkte liefern und nicht wie die Nährwerte bei der Speisezubereitung sind. Ansonsten spielt natürlich auch die Zusammensetzung der Nahrungsergänzungsmittel eine wichtige Rolle, da eine spezifische Einnahme nicht bei allen Powernährstoffen möglich ist.

Allerdings bedeutet das jetzt auch nicht, dass Sie sich rein von Nahrungsergänzungsmitteln in Pulver oder als Kapseln ernähren sollten, sondern ganz das Gegenteil. Es ist wichtig beim Kauf auf die enthaltenen Substanzen zu achten und nicht nur auf den Preis. Viele Produkte aus dem Ausland beispielsweise können durchaus auch Schadstoffe und Verunreinigungen aufweisen. Sehr viele Nahrungsergänzungsmittel setzen sich aus verschiedenen Nährstoffen zusammen. Die Wirkung ist allerdings von den jeweiligen Wechselwirkungen der enthaltenen Substanzen abhängig und nicht nur alleine von den Powerstoffen. Nahrungsergänzungsmittel sind keine Medikamente, in Deutschland werden sie als Lebensmittel anerkannt, weshalb auf die Qualitätsunterschiede geachtet werden sollte. Es ist unbedingt notwendig, auf die empfohlenen Dosierungen zu achten, da auch eine Überdosierung von Vitaminen auf Dauer gesundheitlichen Schaden anrichten kann.

Die Powernährstoffe tragen zur Heilung und zur Vorbeugevon Krankheiten mit bei. Solange die empfohlene Einnahme nicht übertrieben wird, können Sie damit sicherlich Ihren Gesundheitszustand deutlich verbessern und immer mehr auf die Einnahme von herkömmlichen Medikamenten verzichten, sobald sich eine Besserung zeigt. Wichtig ist allerdings, nicht von Nahrungsergänzungsmitteln abhängig zu werden, da man dadurch die Beziehung zur eigentlichen Ernährung schnell verlieren kann. Auch ist es sicherlich nicht notwendig, dass Sie sich gleich alle Arten von Nahrungsergänzungsmittel anschaffen, nur um allen möglichen Krankheiten vorzubeugen. Achten Sie auf Ihre eigenen körperlichen Beschwerden und Ihre persönlichen Bedürfnisse. Wenn Sie Ihren Mangel an Schwefel beispielsweise nicht alleine durch die Ernährung ausgleichen können, dann ist selbstverständlich an eine Nahrungsergänzung zu denken.

Gegebenenfalls ist es ratsam, dass Sie sich nur für ein Produkt entscheiden, indem die meisten notwendigen Powernährstoffe zum heilen und zum vorbeugen enthalten sind. Selbstverständlich sollten diese Produkte dann auch für mehr Energie im Alltag beitragen. Wichtig ist, dass es sich bei dem von Ihnen ausgewählten Nahrungsergänzungsmittel um einen hervorragenden Antioxidans handelt, um die freien Radikale in unserem Körper effizient zu bekämpfen. Dadurch wird das Immunsystem unterstützt und wir werden weniger anfälliger für Krankheiten, da der oxidative Stress zerstört wird. Schon alleine dadurch werden wir uns viel wohler und gesünder fühlen.

Auch sollten Sie sich bewusst sein, dass es im Prinzip nur zu Mangelerscheinungen in der Ernährung kommt, wenn diese zu einseitig ist und Sie sich vorwiegend mit Fertiggerichten ernähren, wenn Sie zahlreiche Diäten und Fastenkuren hinter sich haben, nach der Schwangerschaft und Stillzeit, sowie auch nach längeren Krankheitsfällen. Aber auch Zigaretten und Alkoholmissbrauch tragen zu einer mangelnden Nährstoffversorgung bei. In diesen Fällen ist die Einnahme von Nahrungsergänzungsmitteln unbedingt empfehlenswert. Es sollte allerdings auch klar sein, dass diese Mittel kein spezielles Lebenselexier sind und auch nicht alle Krankheiten heilen können. Die Wirkung hängt von verschiedenen Faktoren ab, auch ist nicht jeder Körper oder Organismus gleich. Ansonsten rückt die Wichtigkeit von Vitalstoffen heutzutage immer mehr in den Vordergrund, da die krankheitsvorbeugenden Effekte auch in Hinsicht auf Krebs und Herz- und Kreislaufprobleme mittlerweile immer bekannter werden. Ein Vitalstoffmangel kann durchaus ein Zeichen von einem schlechten Wohlbefinden und von eingeschränkter Leistungsfähigkeit sein.

Vitalstoffe sind nicht nur Vitamine, Mineralstoffe und Spurenelemente, sondern auch Amino- und Fettsäuren, die bei den unterschiedlichen Stoffwechselprozessen lebenswichtige Aufgaben erfüllen. In der Orthomolekularen Medizin werden Vitalstoffe gezielt für die Gesundheit und Leistungsfähigkeit eingesetzt, da sie im Prinzip aus einer hohen Zufuhr an Mikronährstoffen basiert. Allerdings ist hierbei die richtige Auswahl, sowie natürlich auch die optimale Konzentration der Wirkstoffe unerlässlich. Wenn Sie also nur wenig Fisch essen, wenig frisches Obst und Gemüse und Vollkornprodukte überhaupt nicht in Ihrem Speiseplan integriert sind und Sie sich vorwiegend von Weißmehlprodukten, Wurst und Fleisch ernähren, dann ist es ratsam, Ihre Essgewohnheiten umzustellen und gegebenenfalls Nahrungsergänzungsmittel einzunehmen. Die jeweiligen Dosierungen von Vitamin D, Selen, OPC und MSM, DMSO und 5-HTP, Omega 3, Alpha-Liponsäure und vom Coenzym Q10 finden Sie unter den jeweiligen Beschreibungen dieser Powerwirkstoffe, sowie natürlich dann auch auf dem Etikett der jeweiligen Produkte, die als Pulver, Kapseln, Tabletten oder auch als Flüssigkeit erhältlich sind. Die Nahrungsergänzungsmittel sind frei verkäuflich und können nicht nur pflanzliche Stoffe enthalten, sondern auch tierische Substanzen. Die enthaltenen Inhaltsstoffe unterliegen in der Regel der Nahrungsergänzungsmittelverordnung, weshalb nicht in jedem Fall auf die gesundheitliche Wirkung eingegangen wird, sondern eher auf den ernährungsspezifischen Effekt des Produktes. Wichtig ist aber auch, dass Sie nicht nur auf eine ausreichende Zufuhr von essentiellen Nährstoffen achten, sondern auch unbedingt auf eine reichliche Flüssigkeitszufuhr in Form von Wasser. Ratsam sind ca. 1,5 Liter, Sie können auch Wasser mit Kohlensäure den Vorzug geben oder auch andere kalorienarme Getränke konsumieren. Alkoholische Getränke sollten nur in kleinen Mengen und auch nur gelegentlich eingenommen werden, da die Wirkung der Nährstoffe durch einen erhöhten Alkoholkonsum beeinträchtigt wird und auch unser Organismus darunter großen Schaden leidet.